昭和の四季を季語と催事の思い出で懐かしむ！

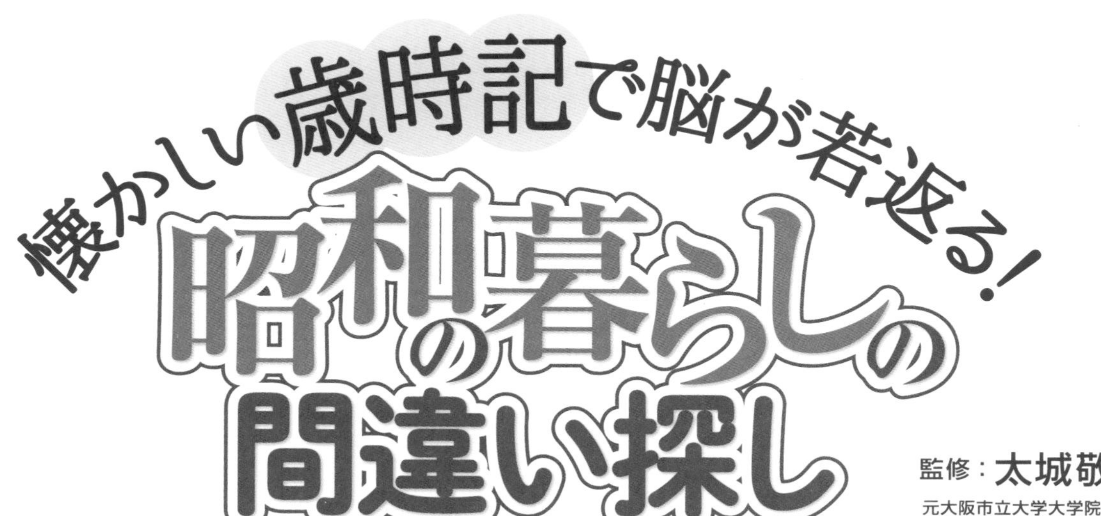

懐かしい歳時記で脳が若返る！ 昭和の暮らしの間違い探し

監修：太城敬良
元大阪市立大学大学院
文学研究科教授
（知覚・認知心理学、
実験心理学専攻）

宝島社

解説

昭和の暮らしを思い出しながら楽

イラストの違いを見つけて脳を活性化

脳は年齢とともに衰える、ということが長い間いわれ続けてきましたが、最近では脳細胞は適度な刺激を与えることで活性化し続けるというのが定説になってきています。

本書は２つのイラストの違いを見つける「間違い探し」を解くことで、脳に心地良い刺激を与え、脳を活性化させることが目的です。

人の脳の働きの基本は、おなじみの右脳（画像・感性処理）と左脳（言語・論理処理）、そして脳梁による左右の情報交換の働きです。

間違い探しは、人間の視知覚（見た物の形を認識・模写したり、空間を把握する能力）を刺激し、場面を言語化したり論理的な分類をしたりして左右の脳を働かせます。

２つのイラストの違いを見分けることが、「物忘れ」などの記憶力の低下、認知機能の低下を防ぎ、またこれらの機能を高めていくのに最適の方法であるといわれています。

２つのイラストを交互に見比べて、間違いを１つずつ発見することで注意力や判断力、集中力が養われます。

また、慣れてきたら最初のイラストをじっと見つめて画像を脳に焼きつけ、次のイラストを見て前画像との違いを見つけるといった試みも有効です。この場合は間違いがすべてわからなくてもいいのです。直前に見たイラストの特徴をどれだけ正確につかんでいられるか、というトレーニングになります。

また、間違いを見つけるたびに指で押さえるなどして、視知覚だけでなく触・運動知覚（触ったり動かしたりすることで物を判断する能力）も刺激するのもおすすめします。

脳の活性化をチェックしてみよう

本書では間違い探しを楽しむだけでももちろんかまいません。その上ですべての間違いを見つける「目標時間」を設定しました。目標時間内で間違いを全部見つけられたかどうか、その結果を記録す

しく脳を若返らせる！

ることで、あなたの脳がどれほど活性化していくかの目安にすることができます。

本書の間違い探しは50問。間違い探しの１問ごとに「目標時間内に見つけた間違いの数」の欄に書き込んでください。

本書の間違いは10個を基本に、８個と15個のものもあります。それぞれ、すべて見つけることを目標にしてください。また目標時間内にすべて見つからない場合はそのまま探し続けてください。それですべて見つけられた場合はその時間を、またあきらめた時点での時間（実測時間）と見つけられた個数を記入してください。

目標時間内に間違い全部を見つけた問題数、最終的に全部を見つけた問題数があなたの脳の活性化を判断する目安になります。

（※目標時間は複数のモニターの平均値をとったものです）

〈 季語や楽しい催事の思い出で脳を若返らせる 〉

本書の間違い探しは戦後の昭和20年代から昭和末期までの約40年ほどの間の暮らしの中で、多くの人の思い出に残る情景をイラスト化したものです。移り過ぎる日本の四季を言葉で表現する俳句の季語をモチーフに、記憶に残る楽しい催事などを描いています。またこの時代は電気製品などで著しく生活様式が変化した時代でした。間違いを探しながら、あの頃の記憶をたどってみてください。

そこにご自分がいた情景、見ていた情景などを思いを浮かべてください。

過去の記憶をたどることも、脳の活性化に効果があります。

懐かしい昭和の暮らしに思いをはせながら、間違い探しを楽しんでください。

［監修］
太城敬良（たしろ・たから）
元大阪市立大学大学院文学研究科教授（知覚・認知心理学、実験心理学専攻）

1941年東京生まれ。大阪市立大学文学部卒。同大学大学院・心理学専攻修士課程修了。同大学大学院・文学研究科教授（知覚・認知心理学、実験心理学専攻）を、2005年3月退任。関西大学などで非常勤講師を務める。認知心理学の立場などから「変換視野への順応」「感覚間統合及び感覚間相互作用」「電波皮膚刺激の知覚特性」などを実験、研究。日本心理学会、日本基礎心理学会、関西心理学会元会員。主な著書に『逆さメガネの心理学』（河出書房新社刊）。監修に『右脳力がグングンUPするマジカル・アイ』をはじめとする「脳を鍛えるマジカル・アイ」シリーズ、「昭和レトロな間違い探し」シリーズなど（ともに宝島社刊）。

脳科学の専門家・**篠原菊紀先生**のワンポイントアドバイス

記憶力を鍛えて、脳を若返らせましょう！

加齢にともなって衰えていくとされるものの代表格が記憶力です。いわゆる「物忘れ」が多くなってきます。

記憶は、「短期記憶」と「長期記憶」の2つに分けられます。間違い探しなどのパズルは、短期記憶の中でも「ワーキングメモリ（作業記憶）」を鍛えられます。

ワーキングメモリは、人が何かの作業（ワーキング）に取り組む際に役立つ情報を一時的に保持（メモリ）しておく、いわば脳のメモ帳です。脳は保持した情報（記憶）を加工したり、別の情報と照らし合わすなどして作業効率を高めます。

記憶力・ど忘れ・物忘れなどに大きく関わるのがワーキングメモリで、年とともに衰えやすいものです。

しかし、トレーニングで比較的容易に向上することも知られています。

２つの絵を見比べて間違いを見つけ出す「間違い探し」はワーキングメモリのトレーニングとして適しています。

また、思い出などは長期記憶の「陳述的記憶」にあたります。陳述的記憶は、記憶している内容を言葉でいい表すことができるもののことです。

本書の間違い探しのテーマである「懐かしい出来事」や、それに関連して「あの頃あんなこともあった」などと思い出す行為が長期記憶のトレーニングになります。

加齢によって脳は衰えていくのではなく、いくつになっても脳の力は伸びると考えてください。

また、楽しんで頭を使うことでドーパミンの分泌が増し、脳の力が伸びやすくなります。普段使わない脳の使い方を楽しんで、脳を鍛えていってください。

篠原菊紀（しのはら・きくのり）

公立諏訪東京理科大学　医療介護・健康工学部門長。専門は脳神経科学、応用健康科学。日常的な行動を調査・分析し社会に活かす試みを続けている。主な著書に『NHKカルチャーラジオ 科学と人間 中高年のための脳トレーニング 』（NHK出版）、『脳は、あなたにウソをつく』（KAWADE夢新書）『子どもが勉強好きになる子育て』（フォレスト2545新書）などがある。

目次

昭和の暮らしを思い出しながら楽しく脳を若返らせる！…2

ワンポイントアドバイス…4

本書の間違い探しのルール…5

【問題】

新年…6　春…24　夏…42　秋…60　冬…78

チェックポイント…96　昭和の暮らし・自分史年表…97　答え…100

本書の間違い探しのルール

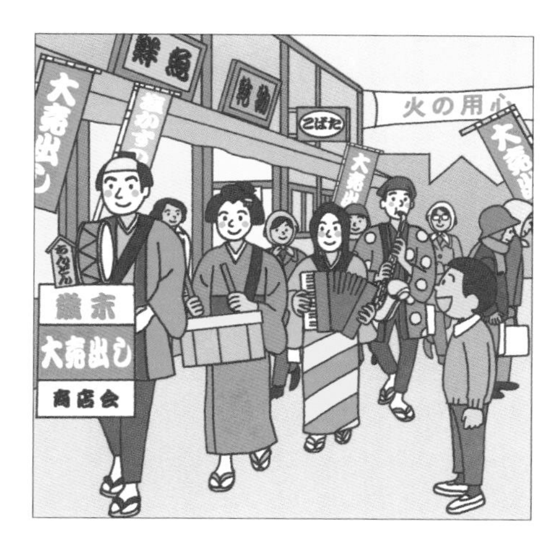

よくある間違いの例

❶❷―手足やものの長さ・大きさ・角度が違う。

❸❹―人やものの位置や向き、形が違う。

❺❻❼―あるものがない。ないものがある。または違うものに置き換わっている。

❽―服などの模様が違う。縞の数が違う（間違いとしては1個と数えます）。

その他―口の形など表情が違う、など。

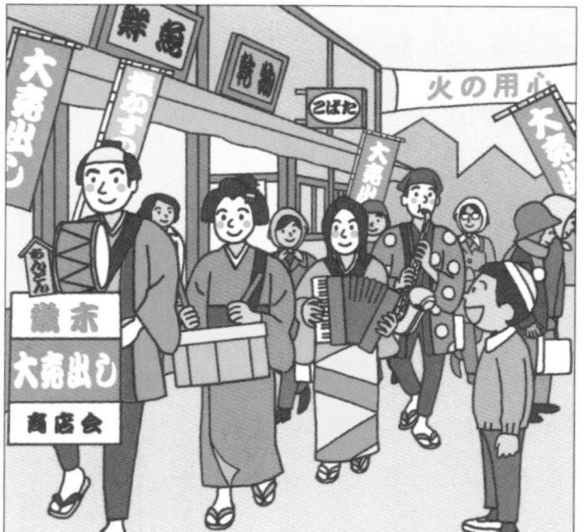

答え

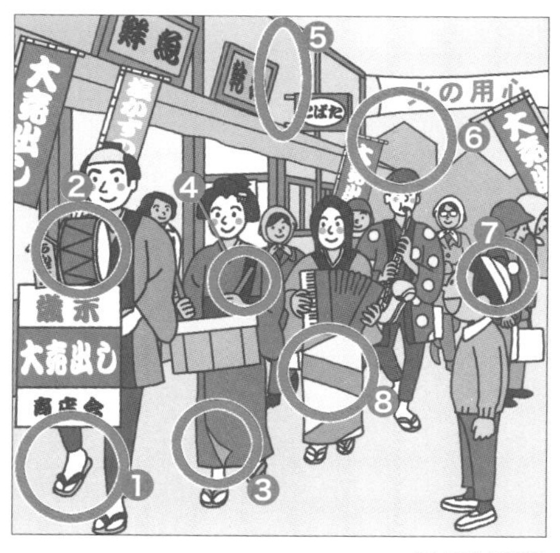

間違いの数8個

Q.01

新年最初のお楽しみ

季語・年玉

MINI知識 年玉（としだま）：元々は年神に供えたものを人々が賜ることを意味していたが、今では子供たちへのお小遣いとなっている。また、お正月ならではのものの一つがお屠蘇。お屠蘇は屠蘇散と呼ばれる様々な漢方材料をみりんやお酒につけ込んだ薬酒だが、今では単に普通の日本酒を飲むだけのことも多い。

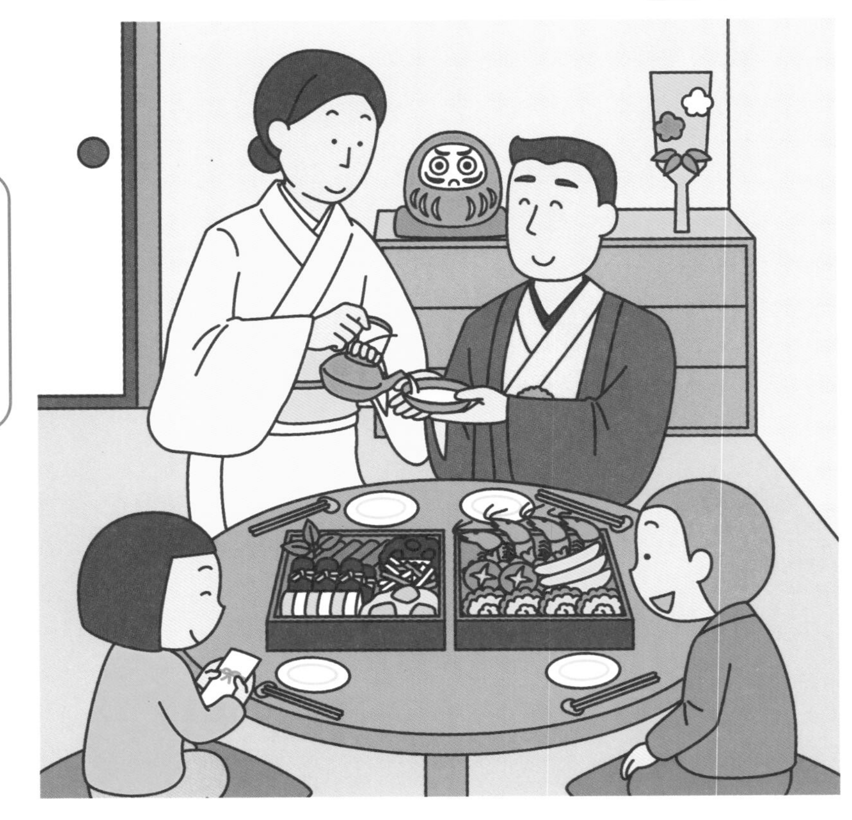

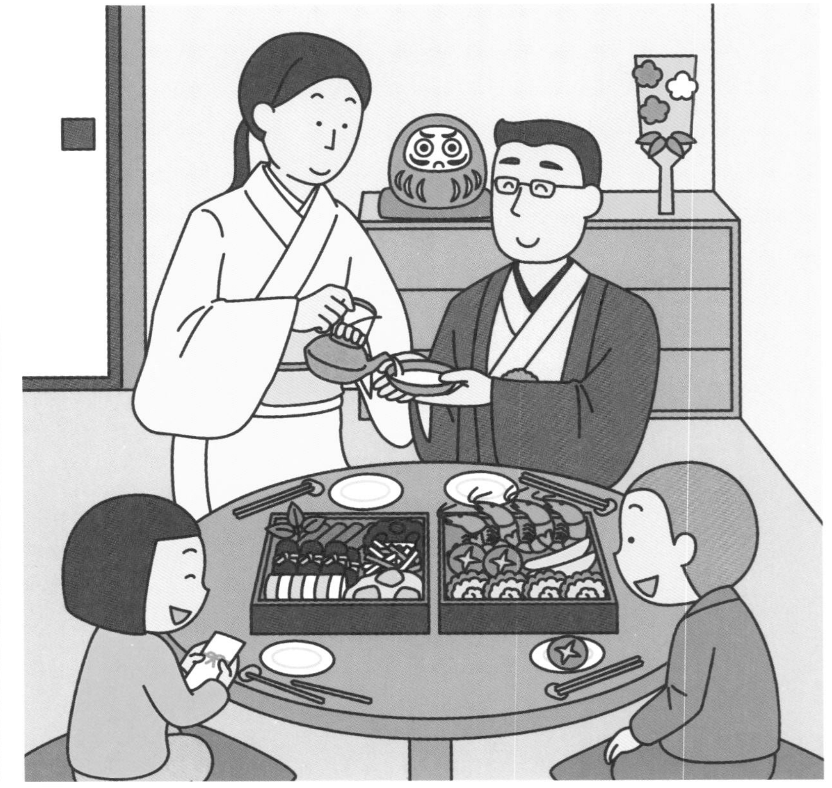

目標時間
1分30秒
目標時間内に見つけた間違いの数
／8個
実測時間
分　秒
最終的に見つけた間違いの数
／8個

昭和の物の値段 日本酒（上等酒・1升）｜895円（昭和37年）

※昭和37年の大卒国家公務員の初任給は1万5700円。
※本書記載の大卒国家公務員の初任給は、人事院の「国家公務員の初任給の変遷（行政職俸給　表一）」による月俸。諸手当を含まない基本給。以下同様。

間違いの数8個

振袖の着付けはお母さんに

季語・春着

MINI知識

春着（はるぎ）：主に女性や子供が新春に着る晴れ着を示す言葉だが、江戸時代の歳時記などには見当たらず、近代になって定着した季語。安価な洋服に押され今では日常的に和服を着る人は少なくなった。それでもおめでたい席では活躍する晴れ着だが、近年はレンタルで済ませるのが一般的のようだ。

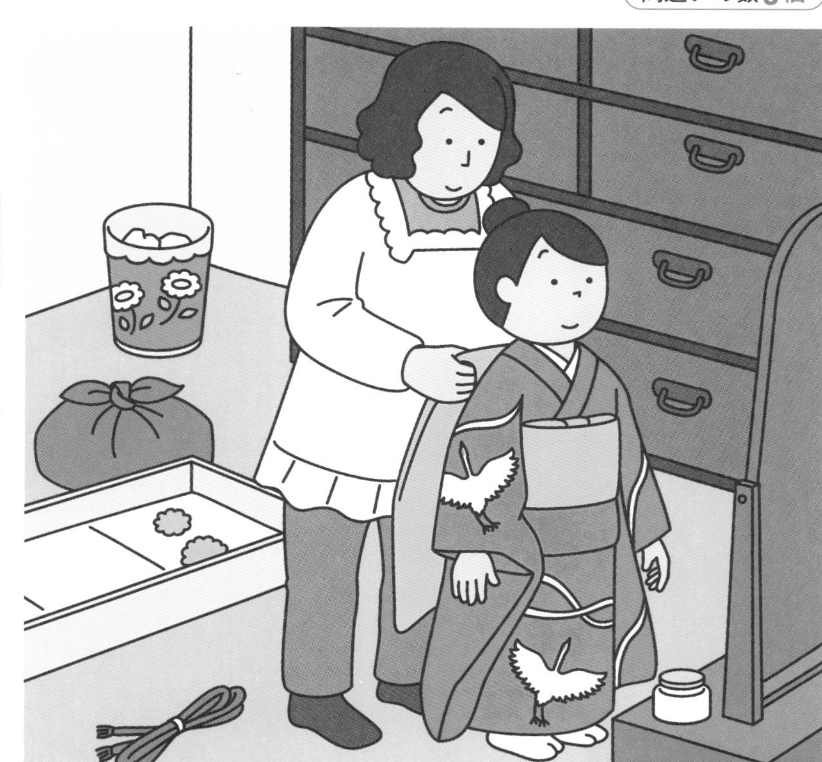

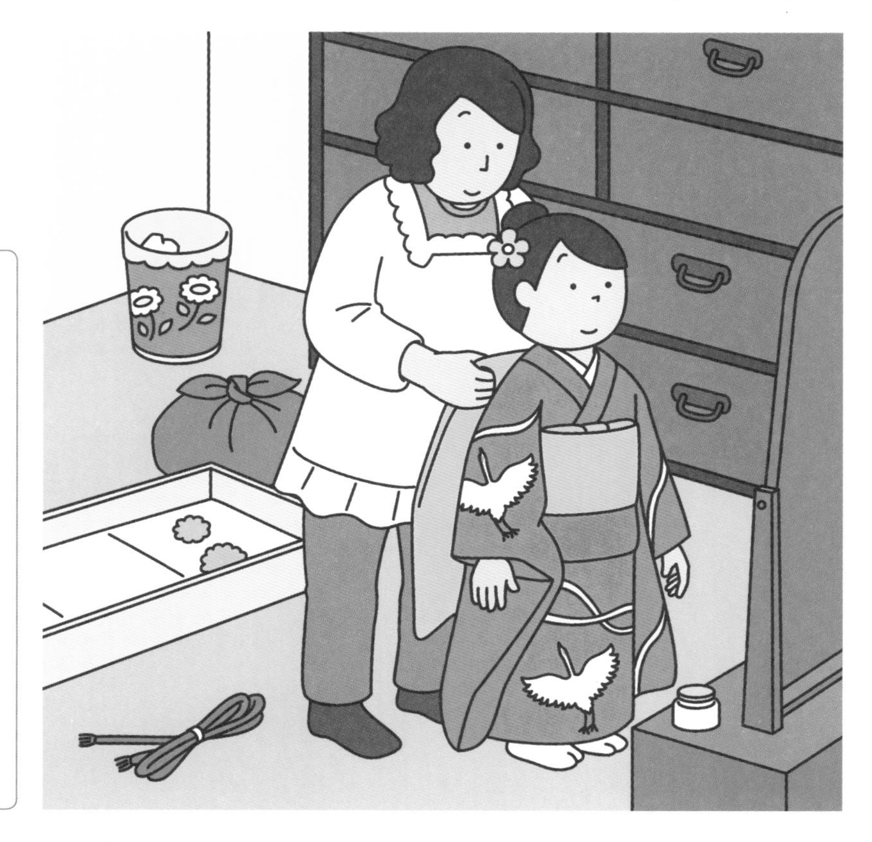

目標時間
1分00秒
目標時間内に見つけた間違いの数
／8個
実測時間
分　秒
最終的に見つけた間違いの数
／8個

昭和の物の値段 婦人ウール着物 | 約1万8600円（昭和48年）

※昭和48年の大卒国家公務員の初任給は5万5600円。

Q. 03

季語・初詣

今年最初のお願いは?

昭和の物の値段 おみくじ(浅草寺) | 20円(昭和40年)

※昭和40年の大卒国家公務員の初任給は2万1600円。

間違いの数10個

目標時間	目標時間内に見つけた間違いの数	実測時間	最終的に見つけた間違いの数
2分00秒	／10個	分　　秒	／10個

MINI知識 初詣（はつもうで）：一年最初の参拝となる初詣。神社にいくものというイメージがあるが、別にお寺に参拝してもかまわない。神社と寺の参拝の作法で細かい違いは多いが、一番大きな特徴として拍手を打つかどうか。拍手を打つのが神社の方。ちなみに拍手を「かしわで」と読むようになったのは、拍の字が柏の字と似ているため、混同されたことが始まりといわれている。

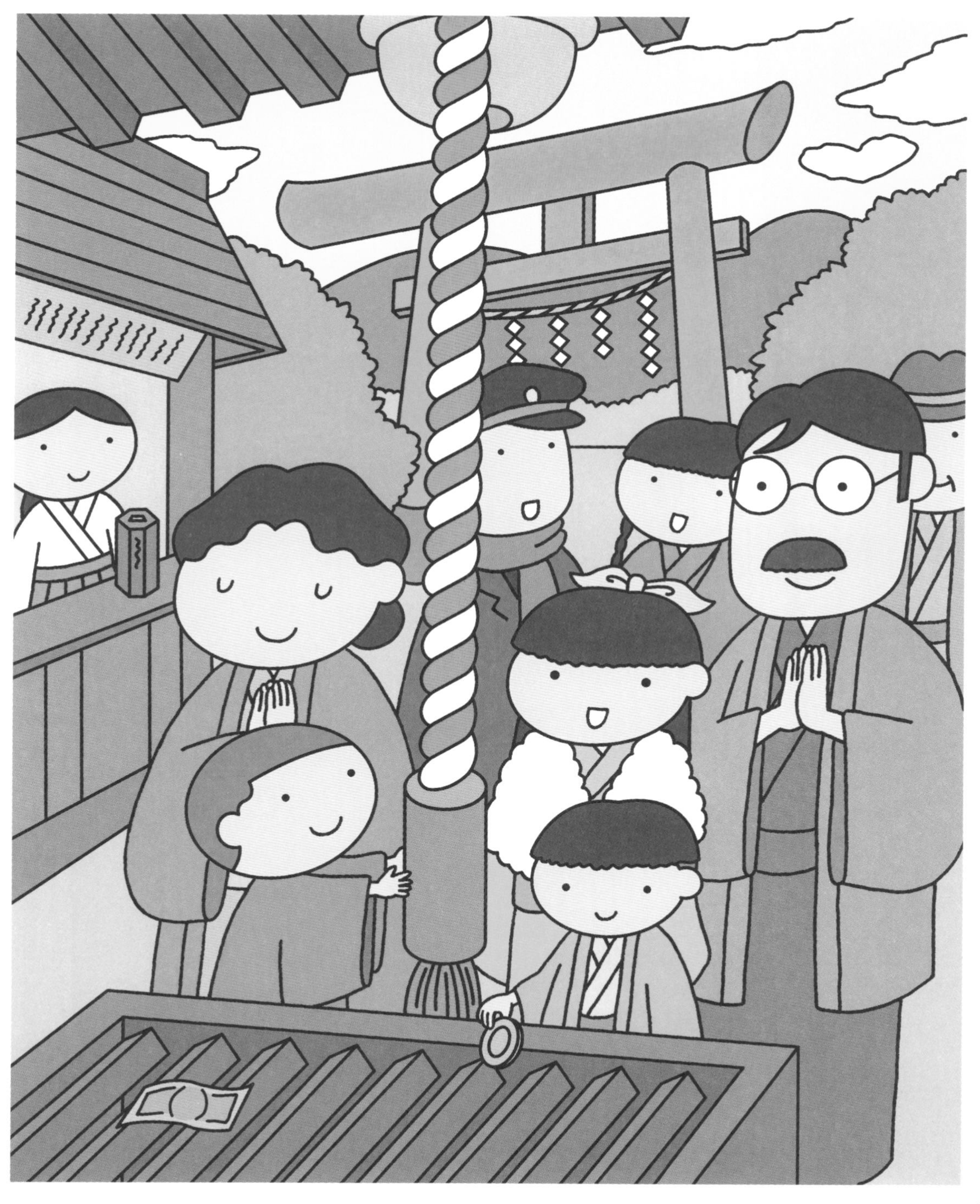

Q.
04

季語・門礼

年賀のご挨拶

昭和の物の値段 足袋（白キャラコ）｜約450円（昭和45年）

※昭和45年の大卒国家公務員の初任給は3万6100円。

間違いの数10個

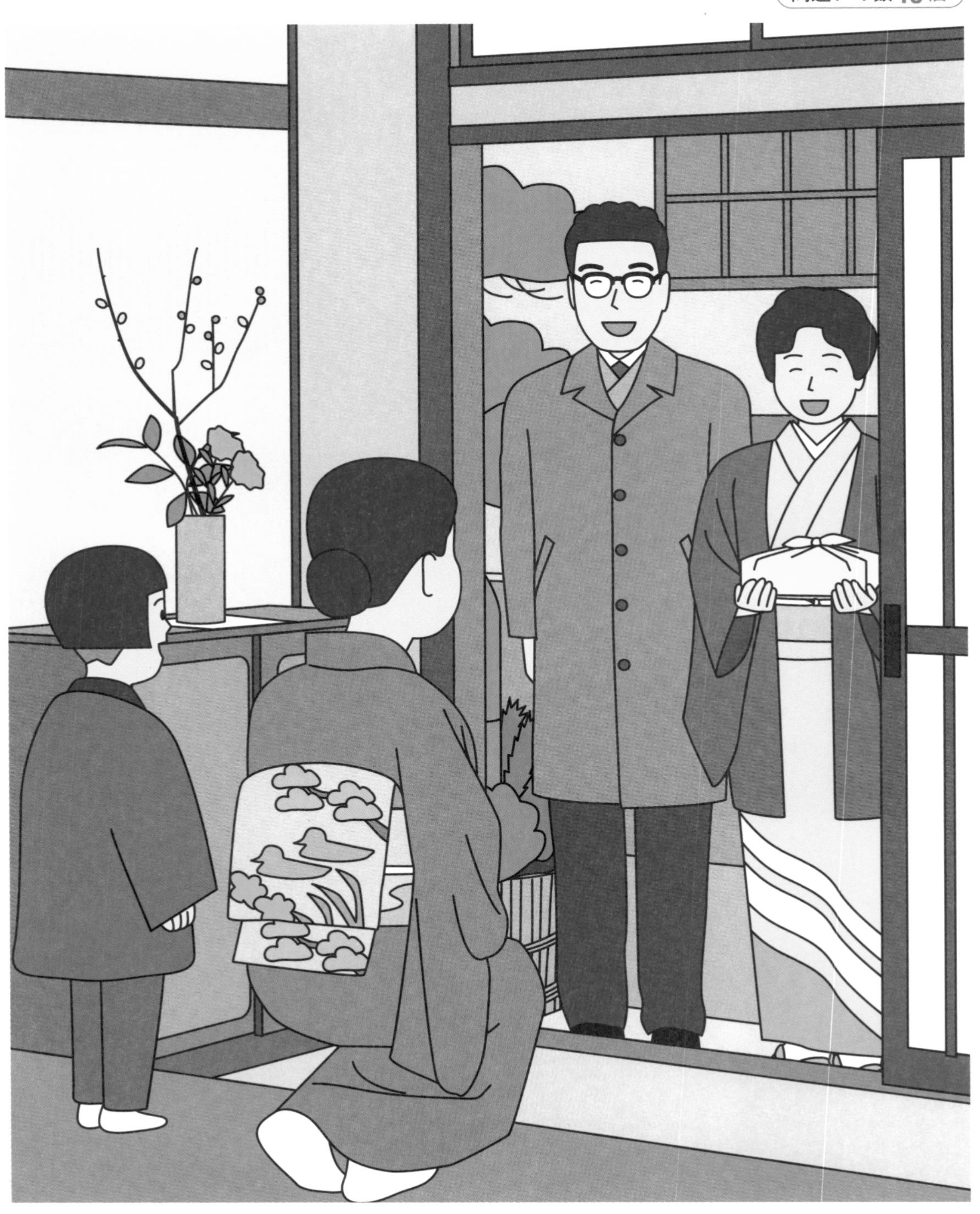

目標時間	目標時間内に見つけた間違いの数	実測時間	最終的に見つけた間違いの数
4分00秒	／10個	分　　秒	／10個

MINI知識 門礼（かどれい）：年始に訪問して玄関先で祝いの言葉を述べることで、新年の季語。わざわざ訪問しておきながら玄関の挨拶だけで済ますのは、訪問先に気を遣わせたり、迷惑にならないようにとの気遣いから。現代では通信の発達により、年賀状がこの風習に似た役割を務めている部分があるのだが、最近はその年賀状もメールやインターネットの発達によって年々減少している。

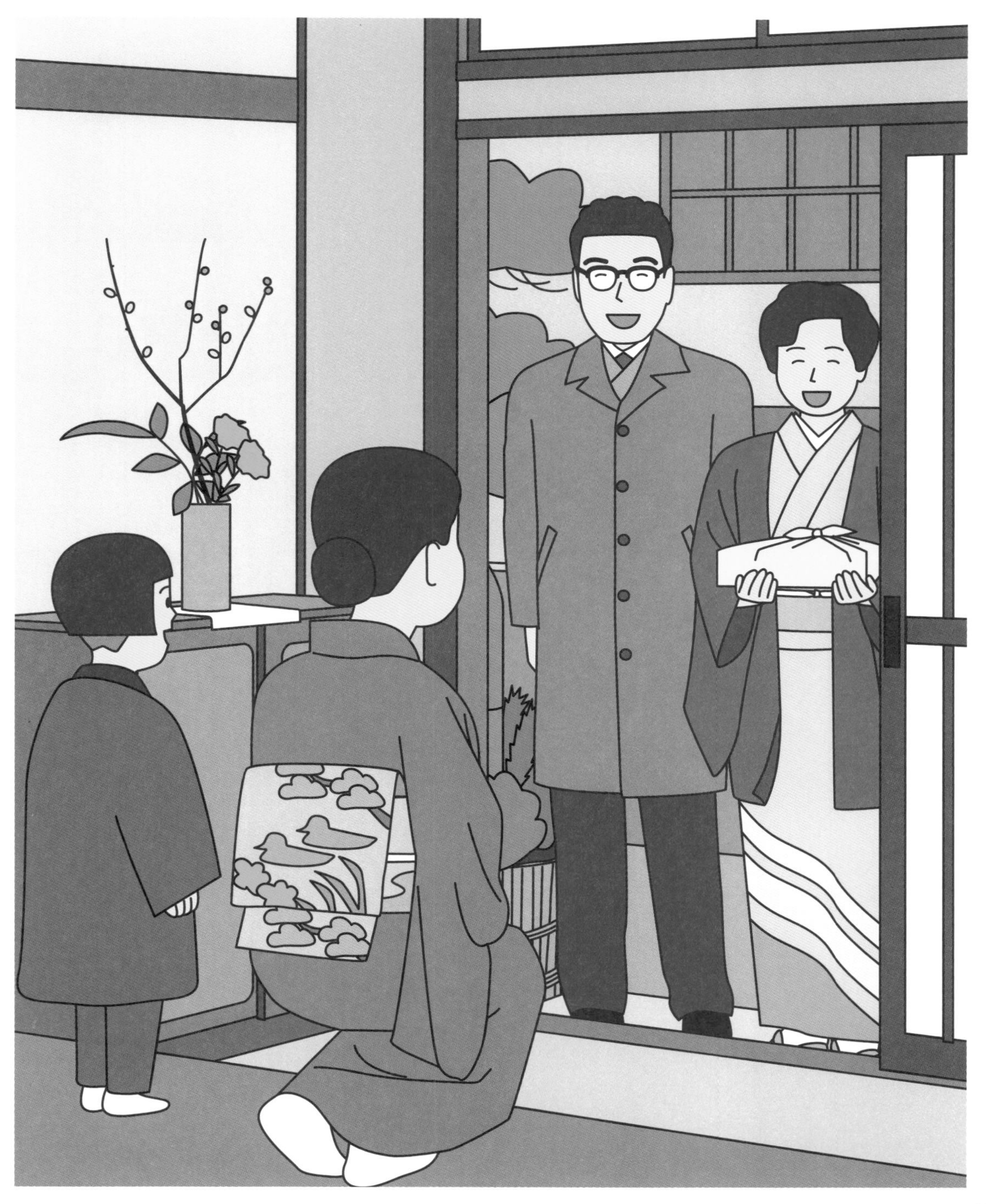

Q. 05

季語・初笑

笑う門には福来たる

昭和の物の値段 灯油（18リットル） | 約559円（昭和32年）

※昭和32年の大卒国家公務員の初任給は9200円。

間違いの数10個

目標時間	目標時間内に見つけた間違いの数	実測時間	最終的に見つけた間違いの数
3分00秒	／10個	分　秒	／10個

MINI知識　初笑（はつわらい）：一年で最初の笑いを示す言葉なので、当然新年の季語である。子供たちが遊んでいるのは福笑い。福笑いも新年の季語で、明治頃にはお正月の遊びとして定着したようだが、その起源ははっきりしていない。イラストではおかめの顔が使われているが、おかめは顔が面白いこともあるが、それと同時に「福を招く神様」なので福笑いの定番となっている。

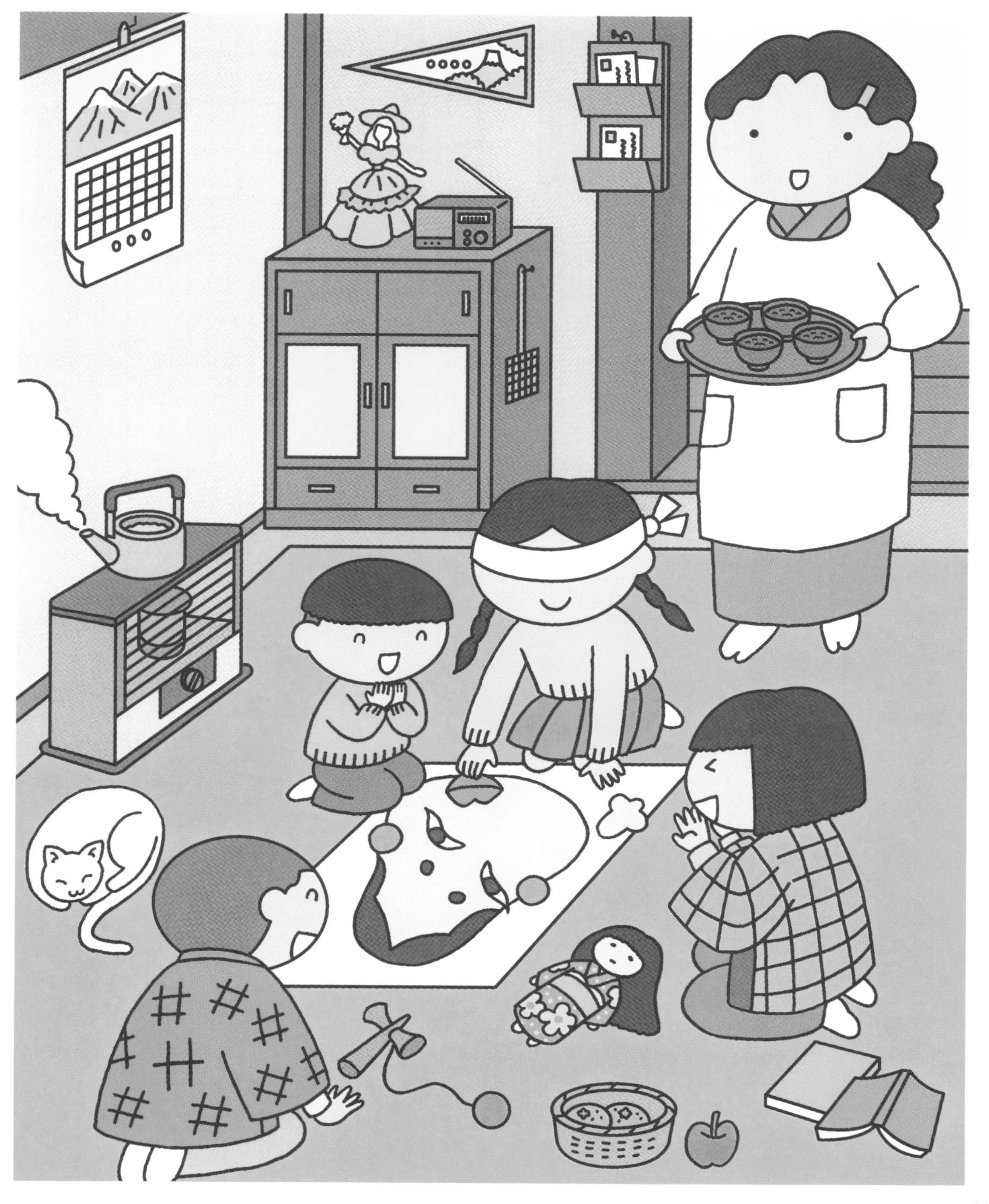

Q.
06

季語・書初

一番最初に書く文字は？

昭和の物の値段 **半紙（1帖）** | 15円（昭和40年）

※昭和40年の大卒国家公務員の初任給は2万1600円。

間違いの数**10**個

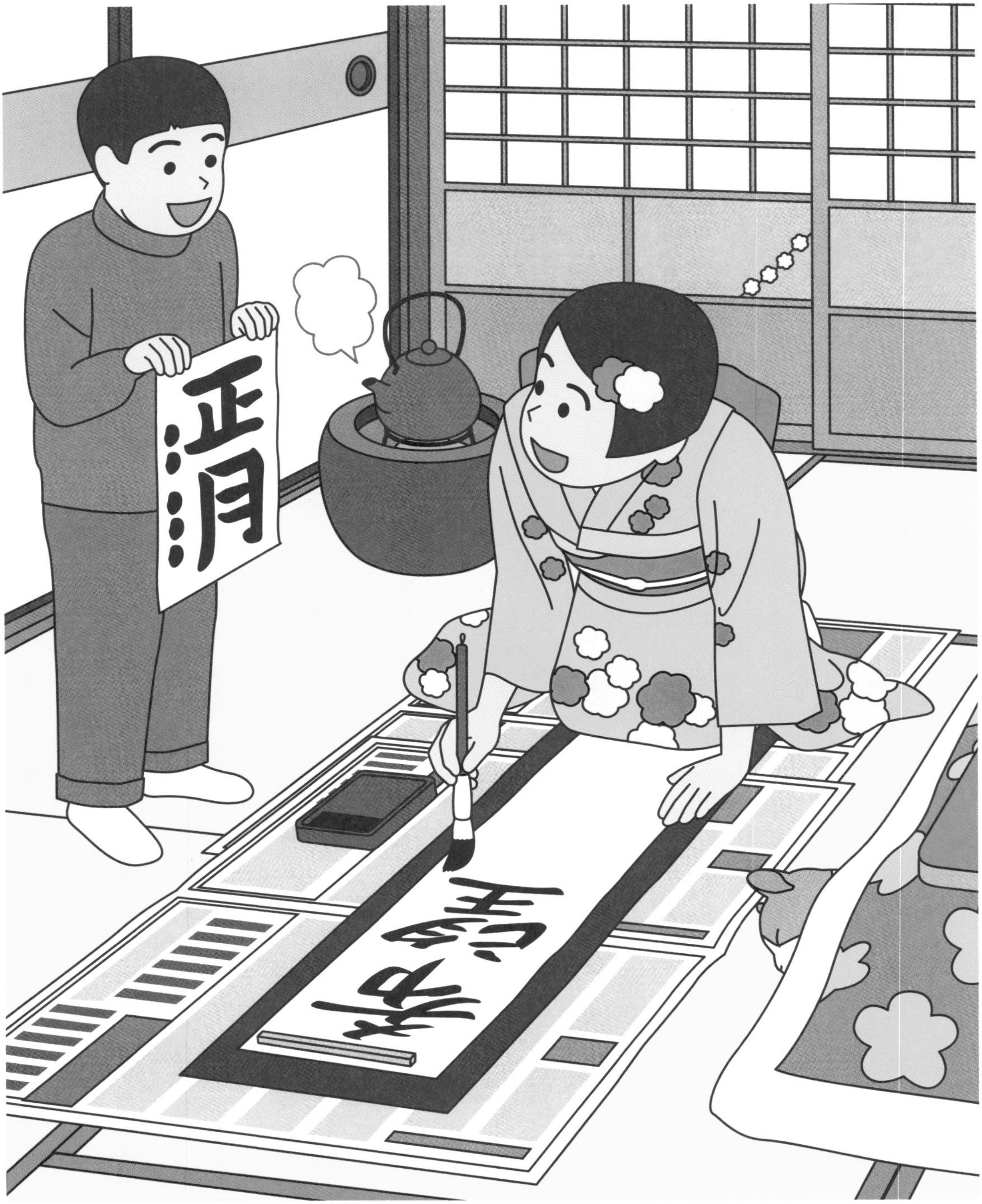

目標時間	目標時間内に見つけた間違いの数	実測時間	最終的に見つけた間違いの数
3分30秒	／10個	分　　秒	／10個

MINI知識 書初（かきぞめ）：新年になって最初の書で、主にめでたい言葉を選ぶ。本来は2日に書くものとされ、これはかつて宮中で1月2日に吉書始めが行われたことが由来とされる。一般に伝わり始めたのは江戸時代で、寺子屋で子供たちが新年に「試筆」したものを、15日の左義長の火で燃やす風習が始まった。書を燃やす際に炎が高く上がると字が上達するといわれている。

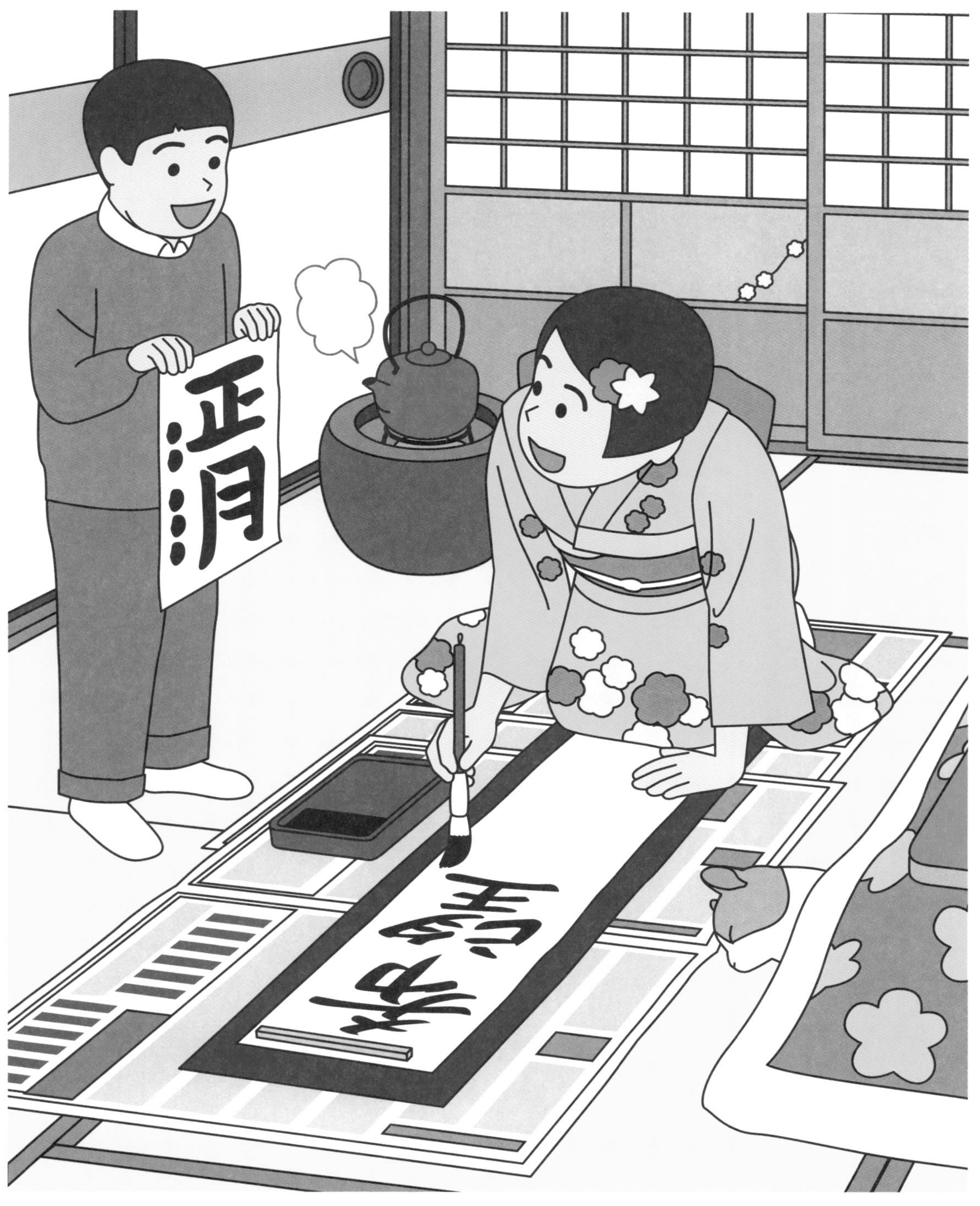

Q. 07

季語・羽子板

失敗したら顔に落書き！

昭和の物の値段 羽子板（幼少女用描き絵）｜250円～400円（昭和45年）

※昭和45年の大卒国家公務員の初任給は3万6100円。

間違いの数10個

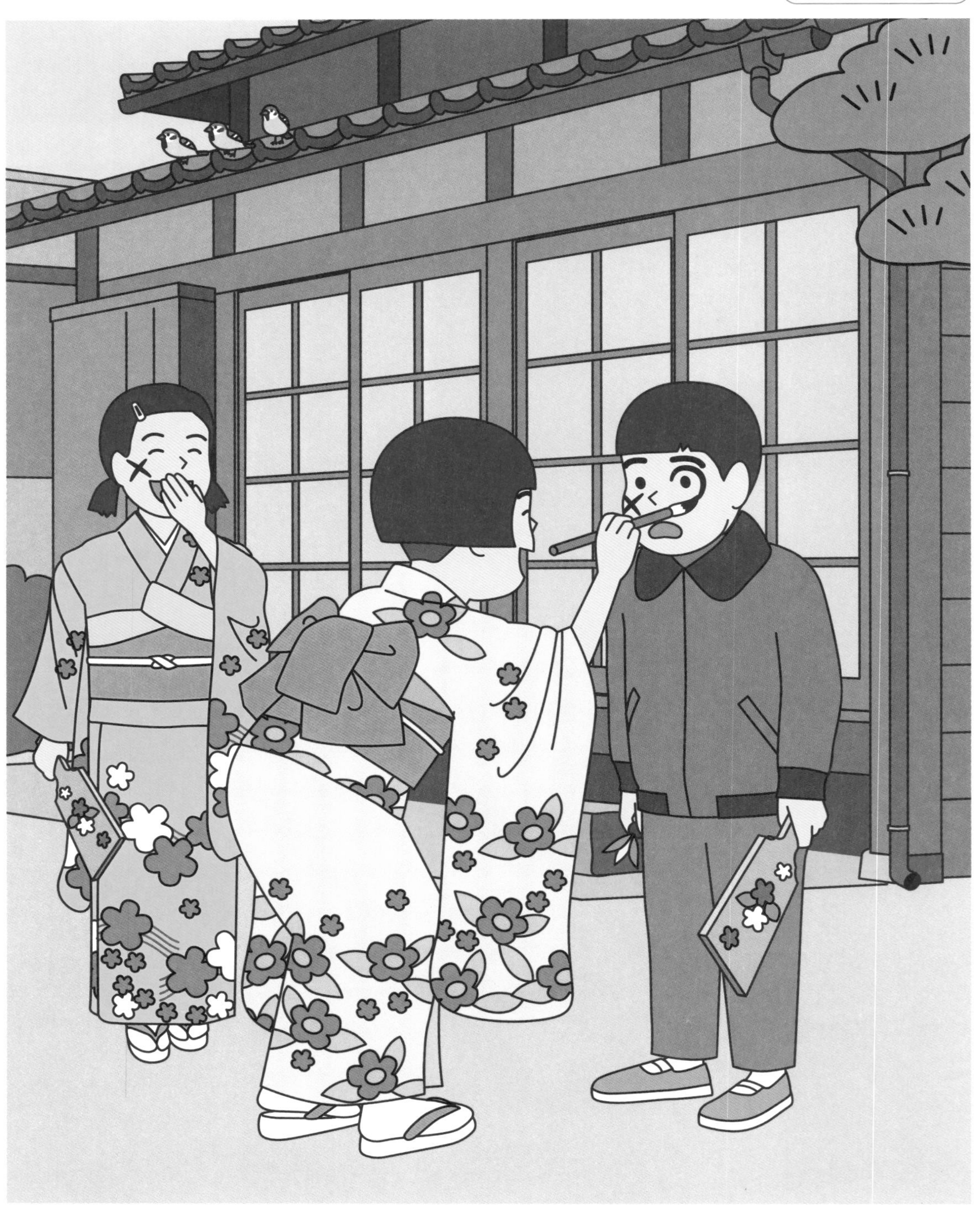

目標時間	目標時間内に見つけた間違いの数	実測時間	最終的に見つけた間違いの数
3分00秒	／10個	分　秒	／10個

MINI知識 羽子板（はごいた）：新年の季語である羽根つきには関連する季語が多く、複数人でやる「追羽子」、一人で数え歌を口ずさみながらつく「揚羽子」、羽子板をするのにぴったりな晴れた天気の「羽子日和」、羽が木などに引っ掛かる「懸り羽子」といった状況が限定的な季語まで存在する。羽子板も当然新年の季語なのだが、その羽子板を売る「羽子板市」は冬の季語となる。

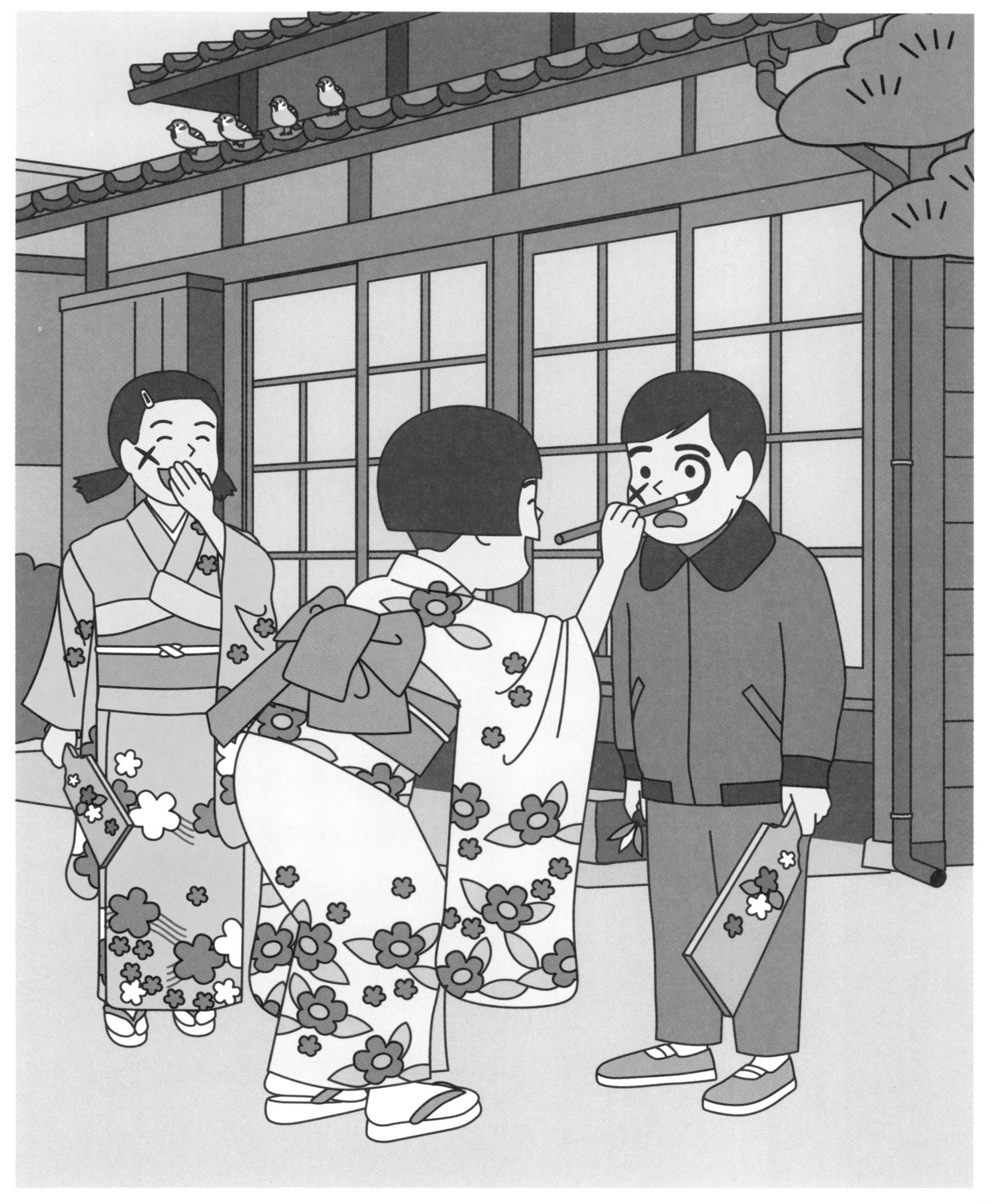

Q.
08

季語・獅子舞

頭を噛むのには理由がある

昭和の物の値段 かけそば | 約50円（昭和39年）

※昭和39年の大卒国家公務員の初任給は1万9100円。

間違いの数10個

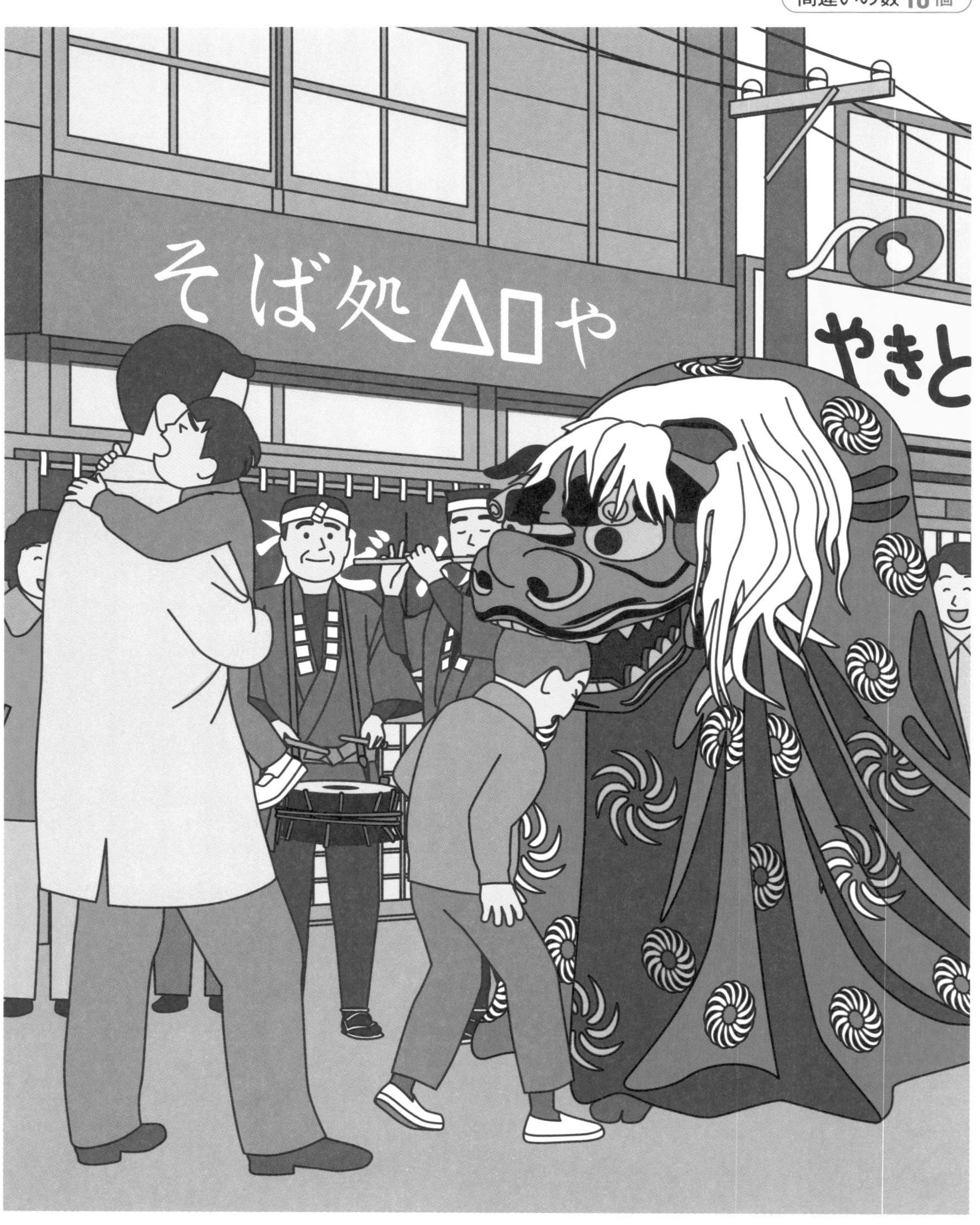

目標時間	目標時間内に見つけた間違いの数	実測時間	最終的に見つけた間違いの数
4分00秒	／10個	分　秒	／10個

MINI知識 獅子舞（ししまい）：日本では室町時代頃から広まり、全国に広まったとされる獅子舞。荒々しい動きと音楽、そして力強い獅子の顔で邪気を払うとされており、頭を噛むのも魔除けの効能があるとされ、正月の風物詩となっている。しかし江戸時代の歳時記には獅子舞の記述が見当たらず、新年の季語として獅子舞が登場するのは実は明治時代から。

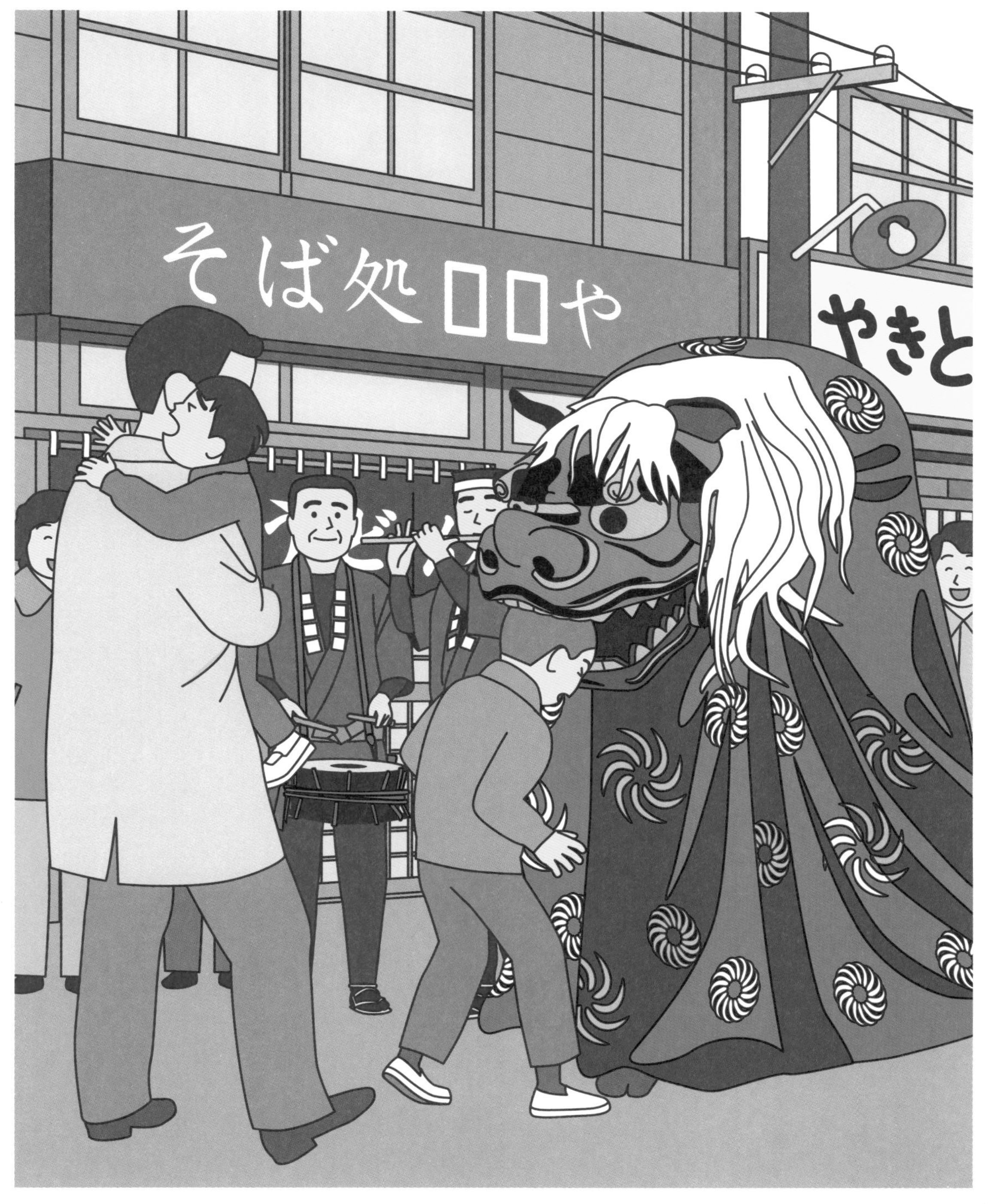

Q.
09

季語・出初

梯子の上で高々と

昭和の物の値段 消防士の出場手当 | 50円（昭和39年）

※昭和39年の大卒国家公務員の初任給は1万9100円。

間違いの数**15**個

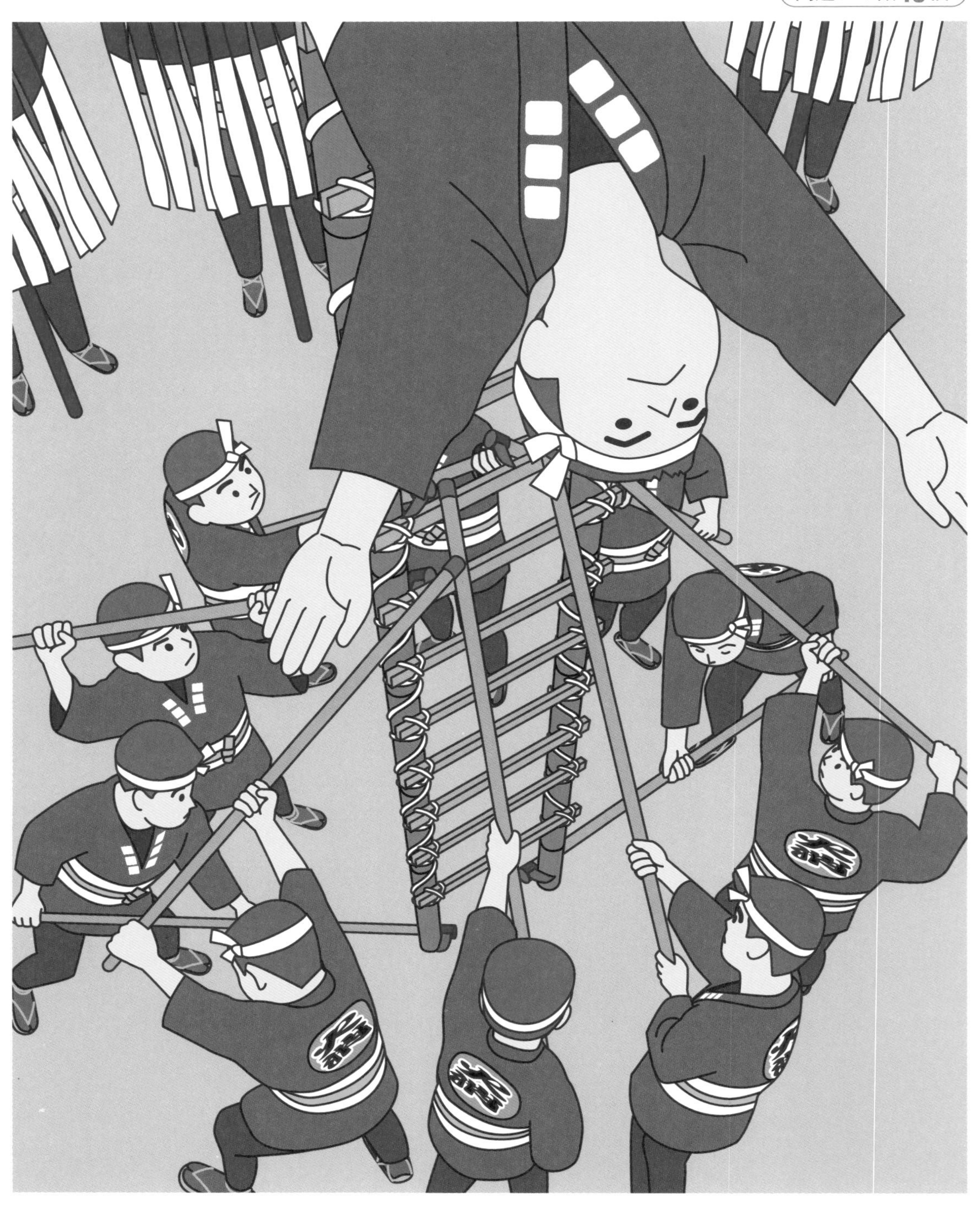

目標時間	目標時間内に見つけた間違いの数	実測時間	最終的に見つけた間違いの数
5分30秒	／15個	分　秒	／15個

MINI知識 出初（でぞめ）：消防隊による新年の伝統である出初式。その由来ははっきりしており、明暦の大火の二年後の万治2（1659）年1月4日に上野東照宮で行われたのが始まり。江戸時代から明治時代にかけては1月4日に行われていたが、現在では1月6日に行われるのが一般的で、梯子乗りなどの伝統的な技能の披露と同時に、避難救助などの消防演習なども行われる。

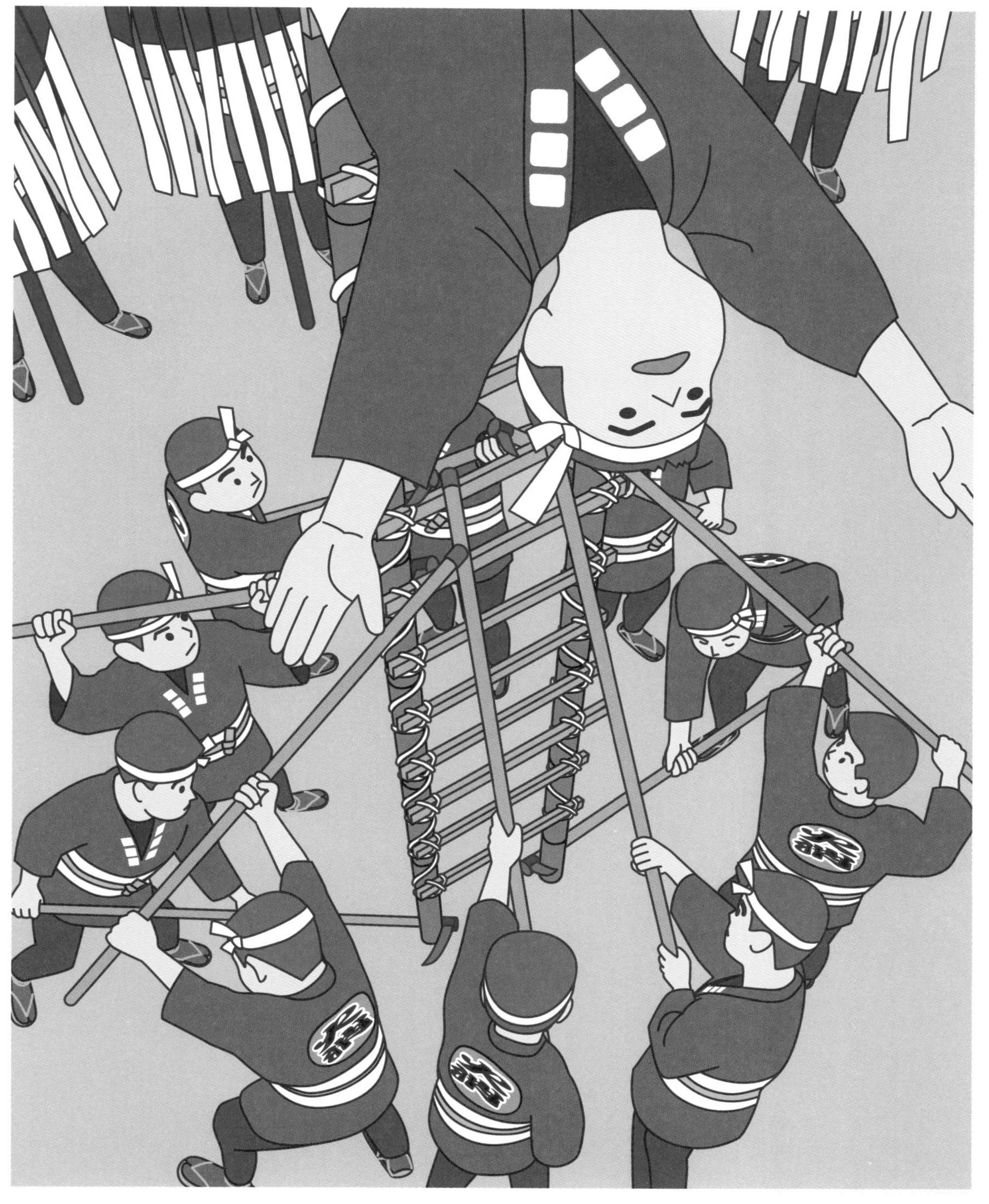

Q.
10

季語・松過

正月気分はそろそろおしまい

昭和の物の値段 **ポマード（ひと瓶）** | 150円（昭和40年）

※昭和40年の大卒国家公務員の初任給は2万1600円。

間違いの数**15**個

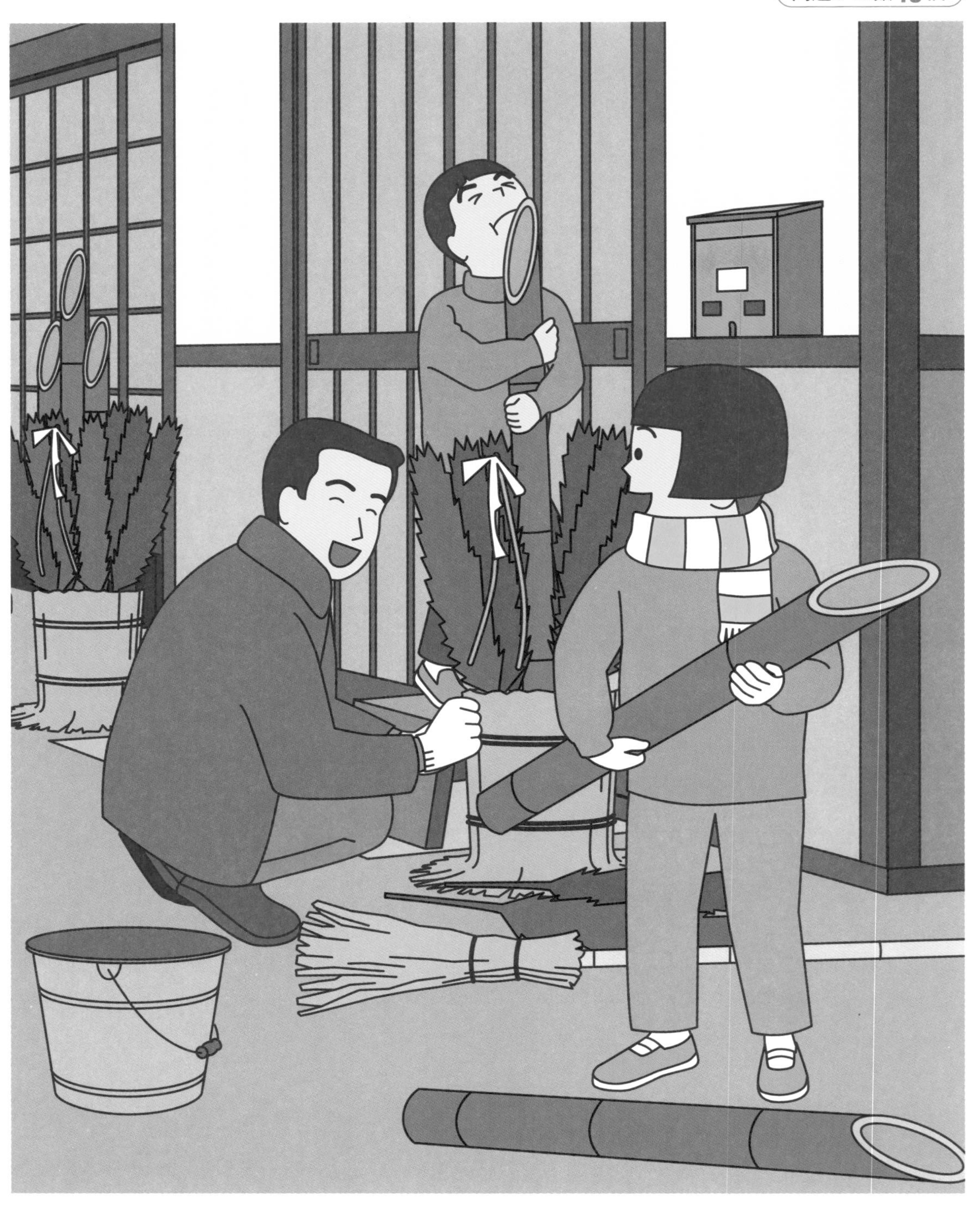

目標時間	目標時間内に見つけた間違いの数	実測時間	最終的に見つけた間違いの数
4分40秒	／15個	分　　秒	／15個

MINI知識 松過（まつすぎ）：家の前に門松を出す間が「松の内」でその期間が終わると松過となる。関東では1月7日までが松の内だが、関西では一週間長い15日までが松の内。これは本来鏡開きの日である1月20日が江戸の三代将軍徳川家光の月命日と重なったため、関東では鏡開きの時期を11日に早め、それに合わせて松の内も前倒しされたことによる。

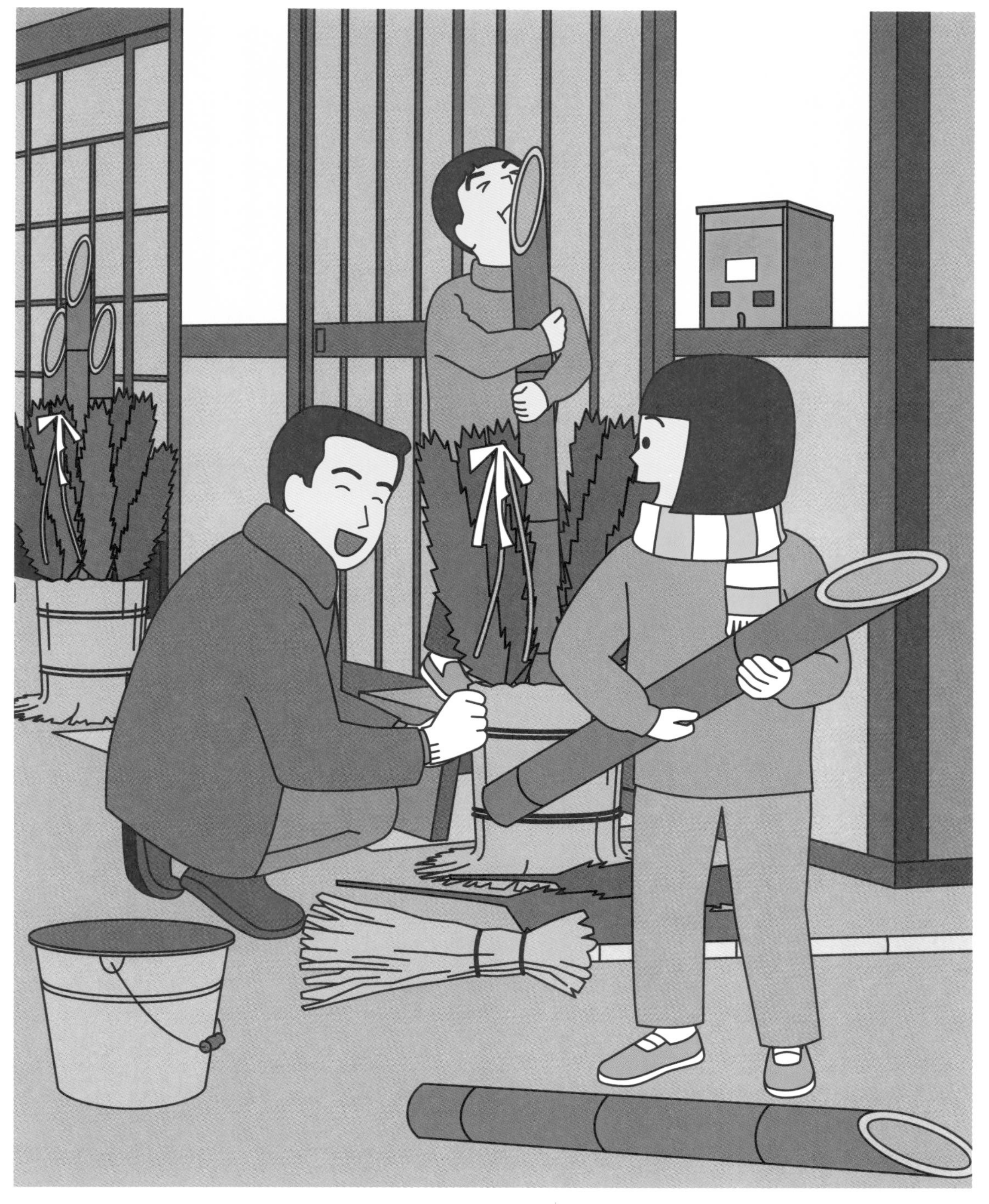

Q.
11

間違いの数8個

春来たる

季語・薄氷

MINI知識

薄氷（うすらい）：氷という言葉から冬の季語に思われるが、実際は春の季語である。水に張った氷が薄くなることで春の訪れを意識させる言葉になっていると思われる。しかし、かつては冬の季語ともされていた。春の季語として俳句に詠まれたのは高浜虚子の「薄氷の草を離るる汀かな」という句が初めとされる。

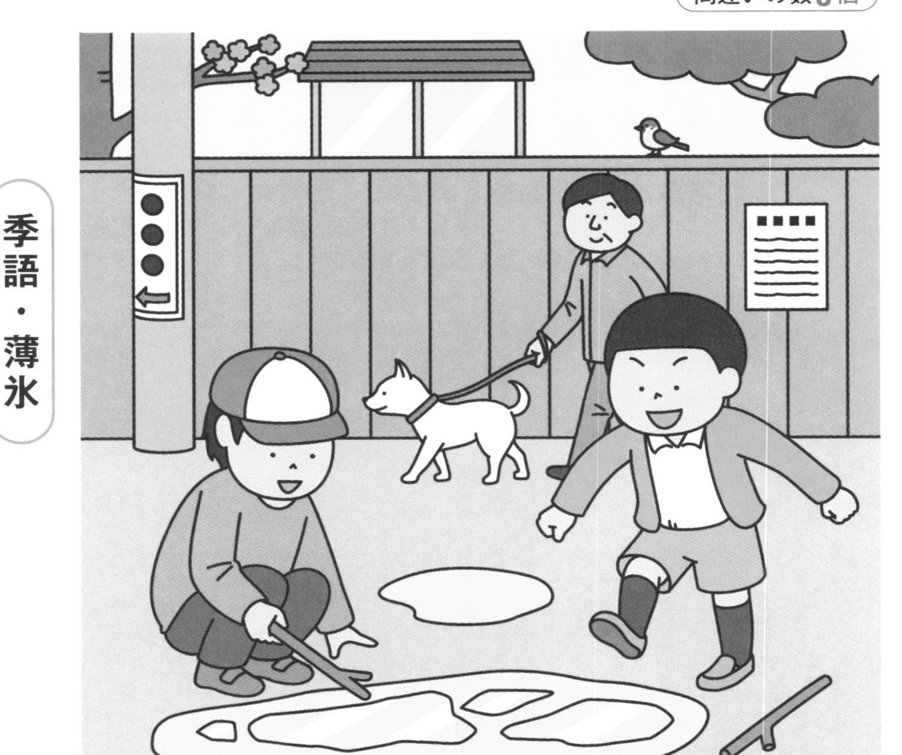

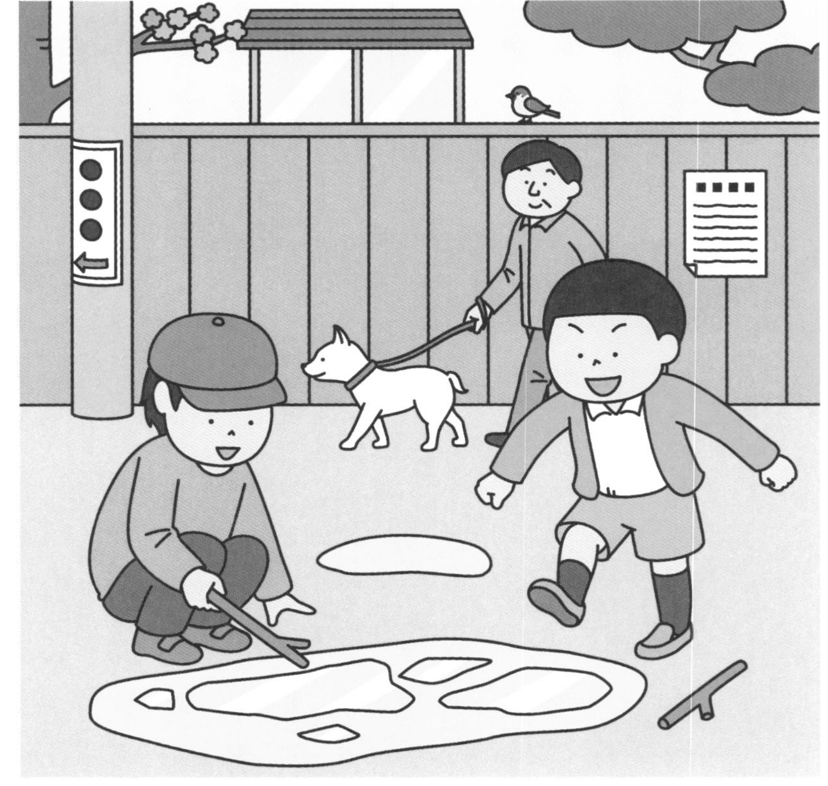

目標時間
2分30秒
目標時間内に見つけた間違いの数
／8個
実測時間
分　秒
最終的に見つけた間違いの数
／8個

昭和の物の値段　運動靴｜約600円（昭和38年）

※昭和38年の大卒国家公務員の初任給は1万7100円。

間違いの数8個

Q.12

桃の節句

季語・雛祭

MINI知識

雛祭（ひなまつり）：五節句の一つ「上巳の節句」に行われるひな祭り。男の子の日である「こどもの日」が祝日なのに、ひな祭りが祝日ではないのは不公平な気もするが、実は江戸時代は五節句すべてが祝日だった。しかし戦後、5月5日を男女関係なく祝う「こどもの日」とすることで、こちらだけが祝日となった。

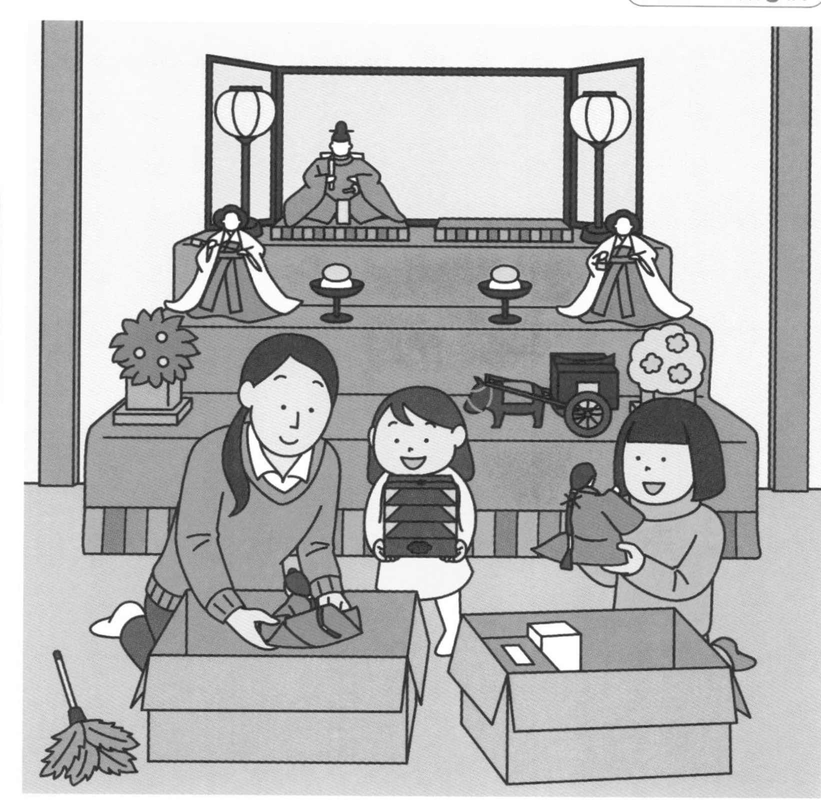

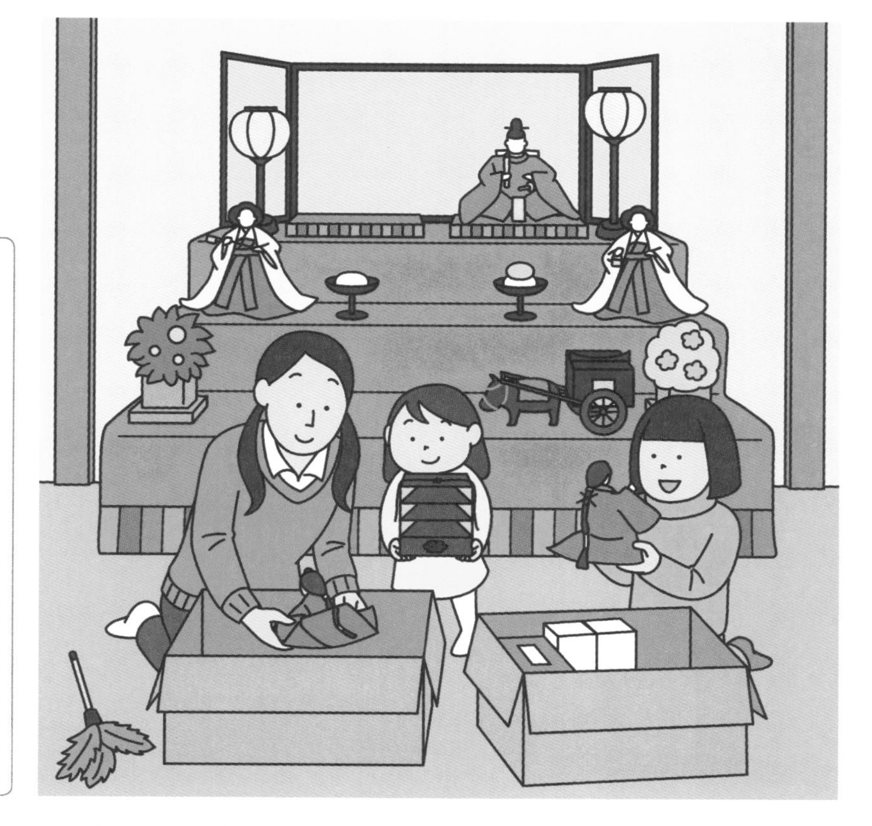

目標時間

1分30秒

目標時間内に見つけた間違いの数

／8個

実測時間

分　秒

最終的に見つけた間違いの数

／8個

春

昭和の物の値段 蛍光灯（20W）｜295円（昭和40年）

※昭和40年の大卒国家公務員の初任給は2万1600円。

Q. 13

季語・春眠

春眠暁を覚えず

昭和の物の値段 目覚まし時計 | 1600円（昭和45年）

※昭和45年の大卒国家公務員の初任給は3万6100円。

間違いの数10個

目標時間	目標時間内に見つけた間違いの数	実測時間	最終的に見つけた間違いの数
2分50秒	／10個	分　　秒	／10個

MINI知識 春眠（しゅんみん）：唐の詩人、孟浩然の詩「春暁」の一節で知られる、「春眠暁を覚えず」。詠われたのは1000年以上前だが、春の夜は眠り心地が良く、朝が来たことにも気づかず寝過ごしてしまうというのは現代の人間にとっても変わりがない。これに関連してか、「朝寝」という言葉も春の季語として扱われる。

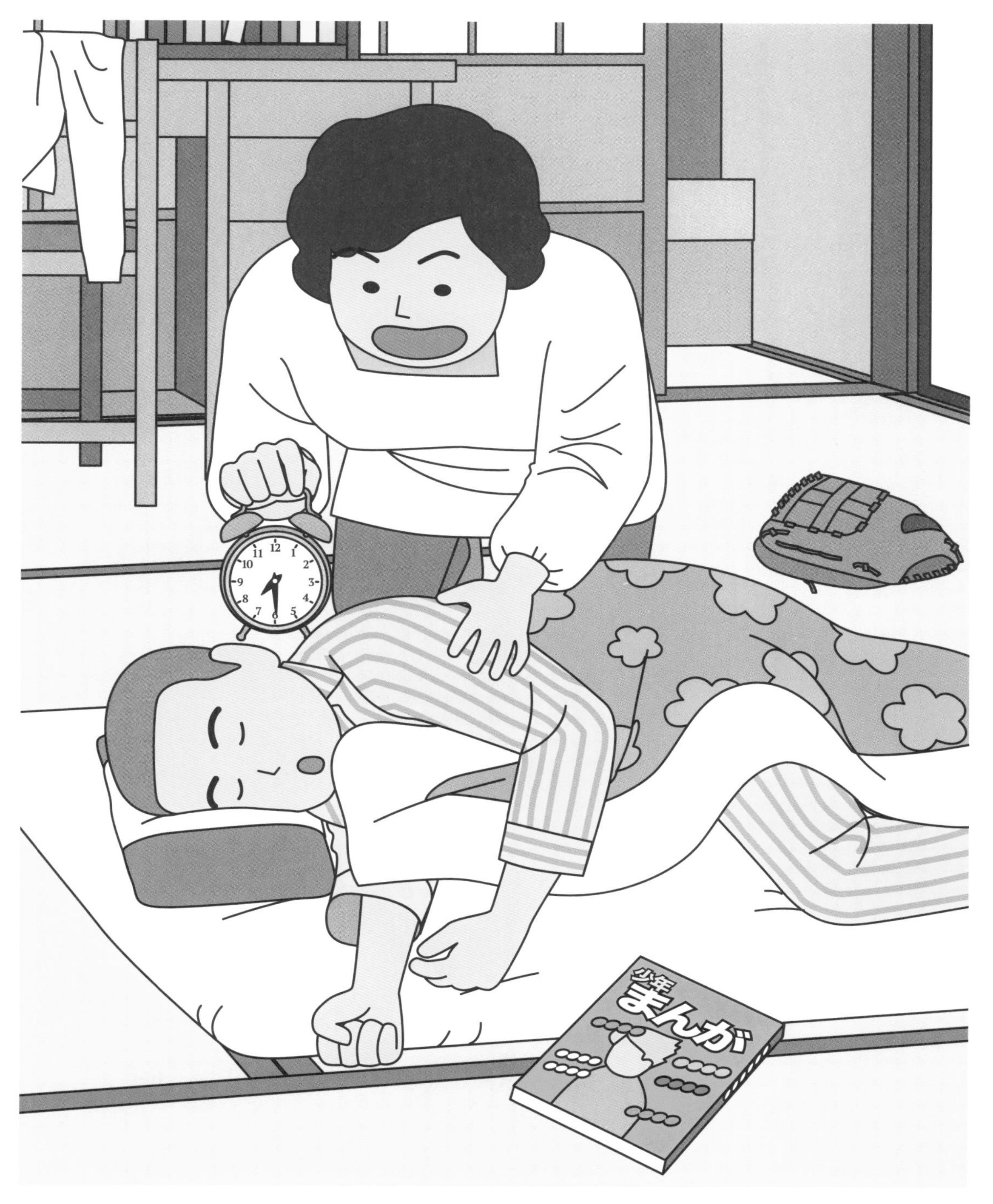

Q.
14

季語・彼岸

御先祖様に挨拶を

昭和の物の値段 霊園の永代使用料（1㎡あたり） | 1万2000円（昭和51年）

※昭和51年の大卒国家公務員の初任給は8万6000円。

間違いの数10個

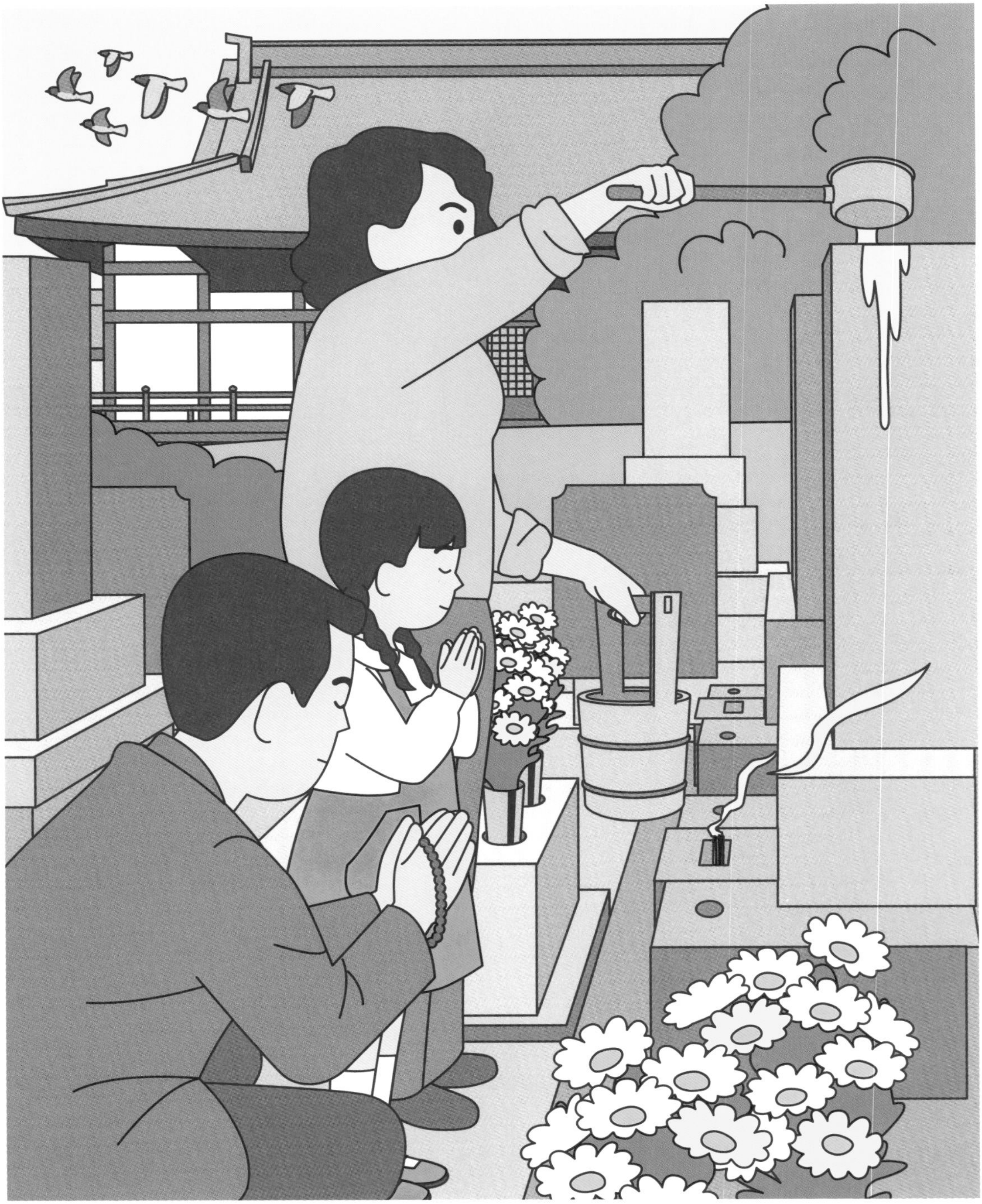

目標時間	目標時間内に見つけた間違いの数	実測時間	最終的に見つけた間違いの数
4分00秒	／10個	分　　秒	／10個

MINI知識 彼岸（ひがん）：春と秋の両方にある彼岸だが、季語としての「彼岸」は春を示している。彼岸の時期に行うお墓参りなどの仏事は「彼岸会」と呼ばれ、こちらも春の季語となる。その一方で「彼岸花」は9月頃に咲くため秋の季語である。ちなみに秋の彼岸は「秋彼岸」という季語になる。

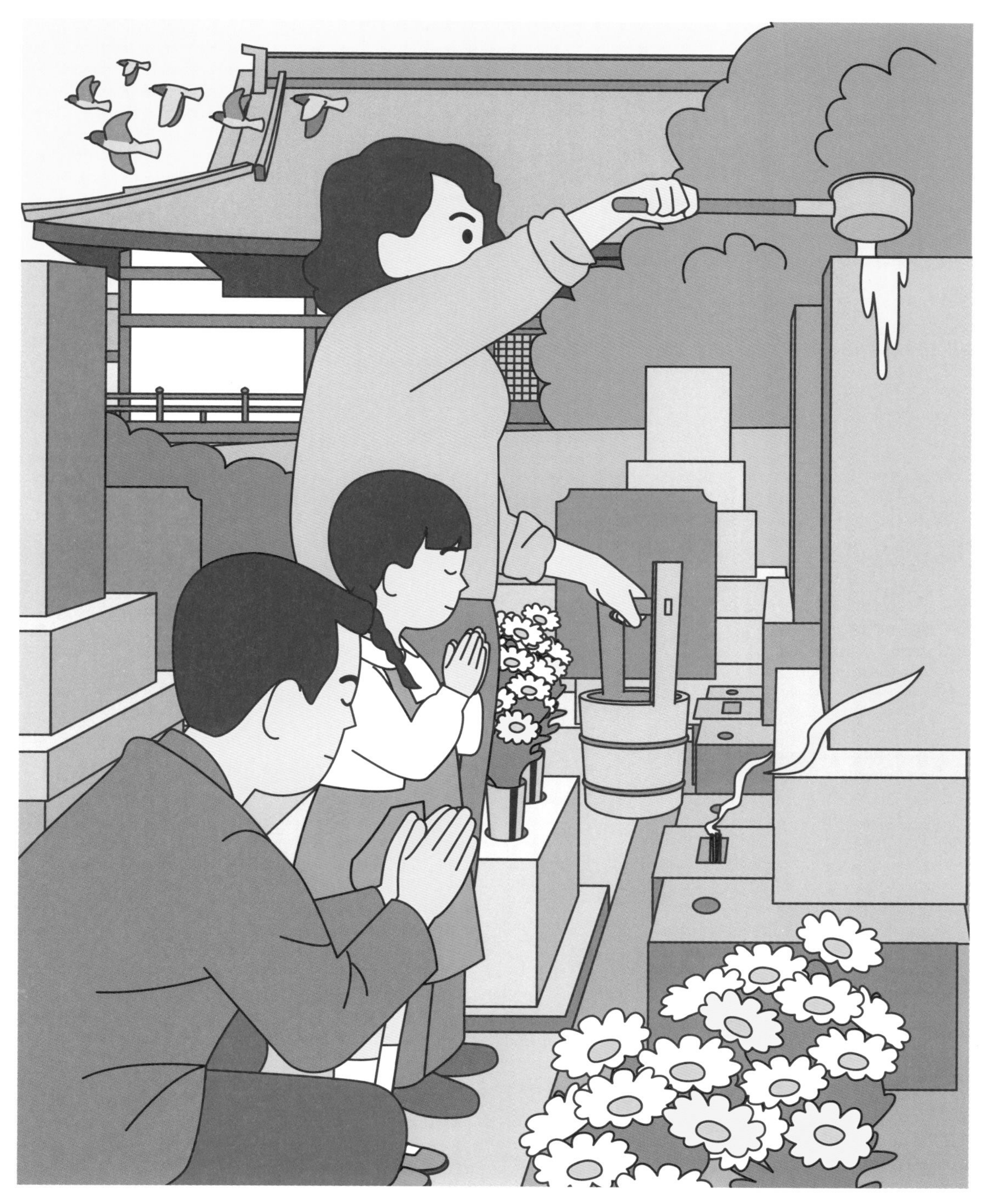

Q.
15

季語・卒業

思い出が詰まった卒業式

昭和の物の値段 **学生服** | 7000円（昭和44年）

※昭和44年の大卒国家公務員の初任給は3万1000円。

間違いの数**10**個

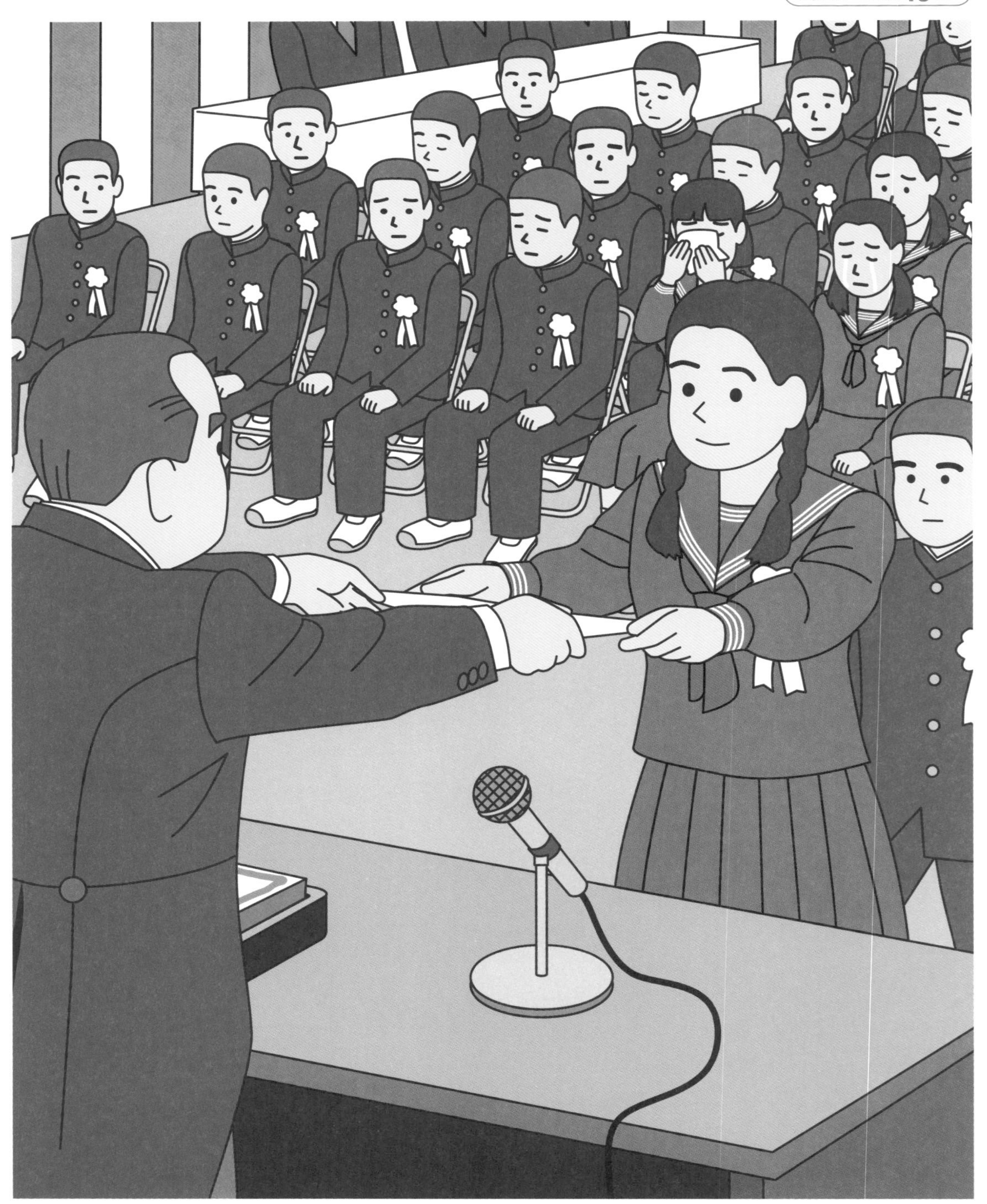

目標時間	目標時間内に見つけた間違いの数	実測時間	最終的に見つけた間違いの数
3分00秒	／10個	分　秒	／10個

MINI知識 卒業（そつぎょう）：卒業式で生徒たちが「楽しかった、運動会」といった具合に復唱する「呼びかけ」。この慣習が誕生したのは昭和30年の群馬県の小学校。群馬県出身の斎藤喜博校長が行った学校改革の一環として、卒業式を大人たちが祝辞を読むだけの催しではなく、生徒たちも参加できるものにするため、「おめでとう、六年生」という台本を作ったのが始まり。

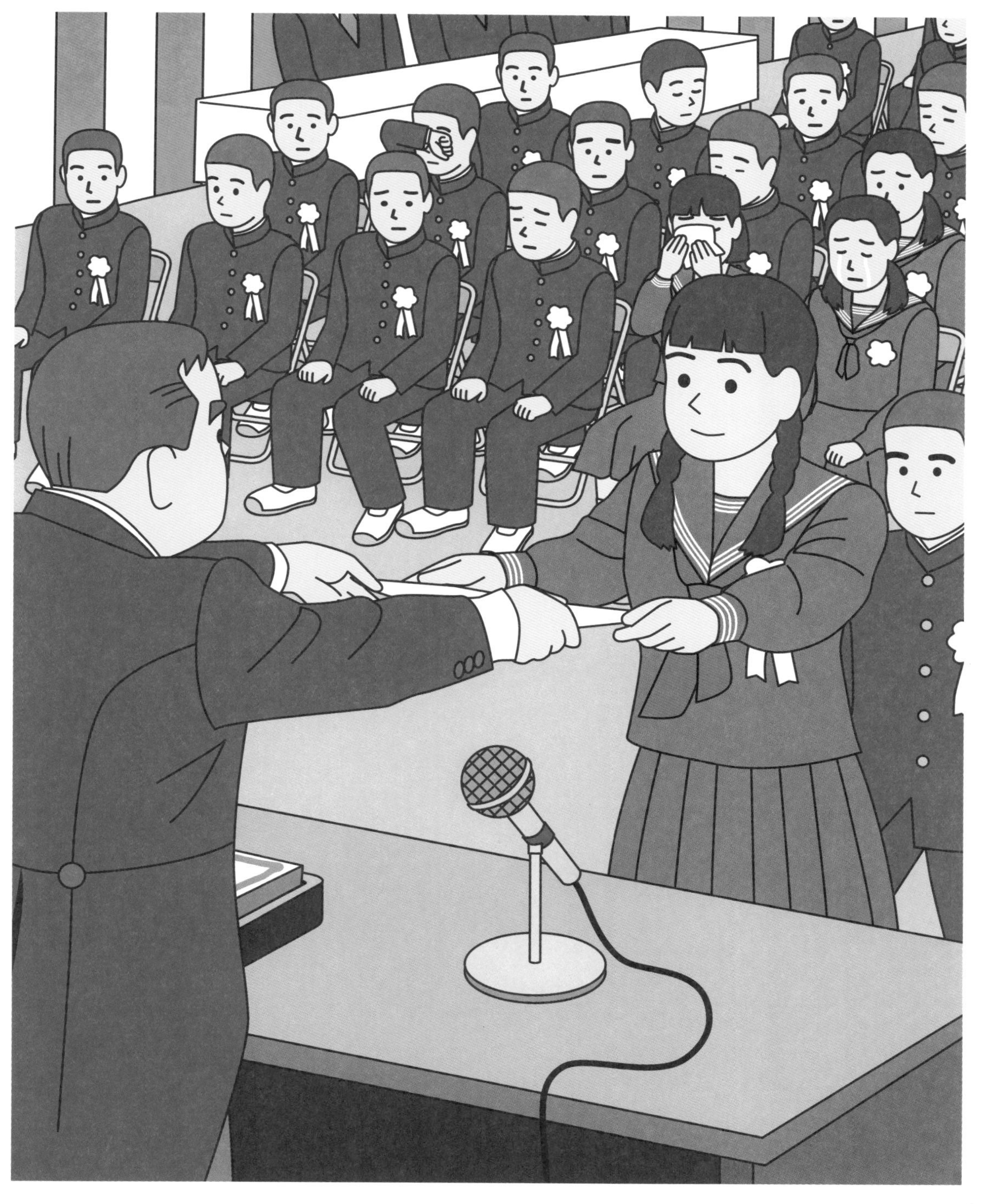

Q.16

季語・石鹸玉

風に乗って天まで届け

昭和の物の値段 **化粧石鹸** | 50円(昭和47年)

※昭和47年の大卒国家公務員の初任給は4万7200円。

間違いの数**10**個

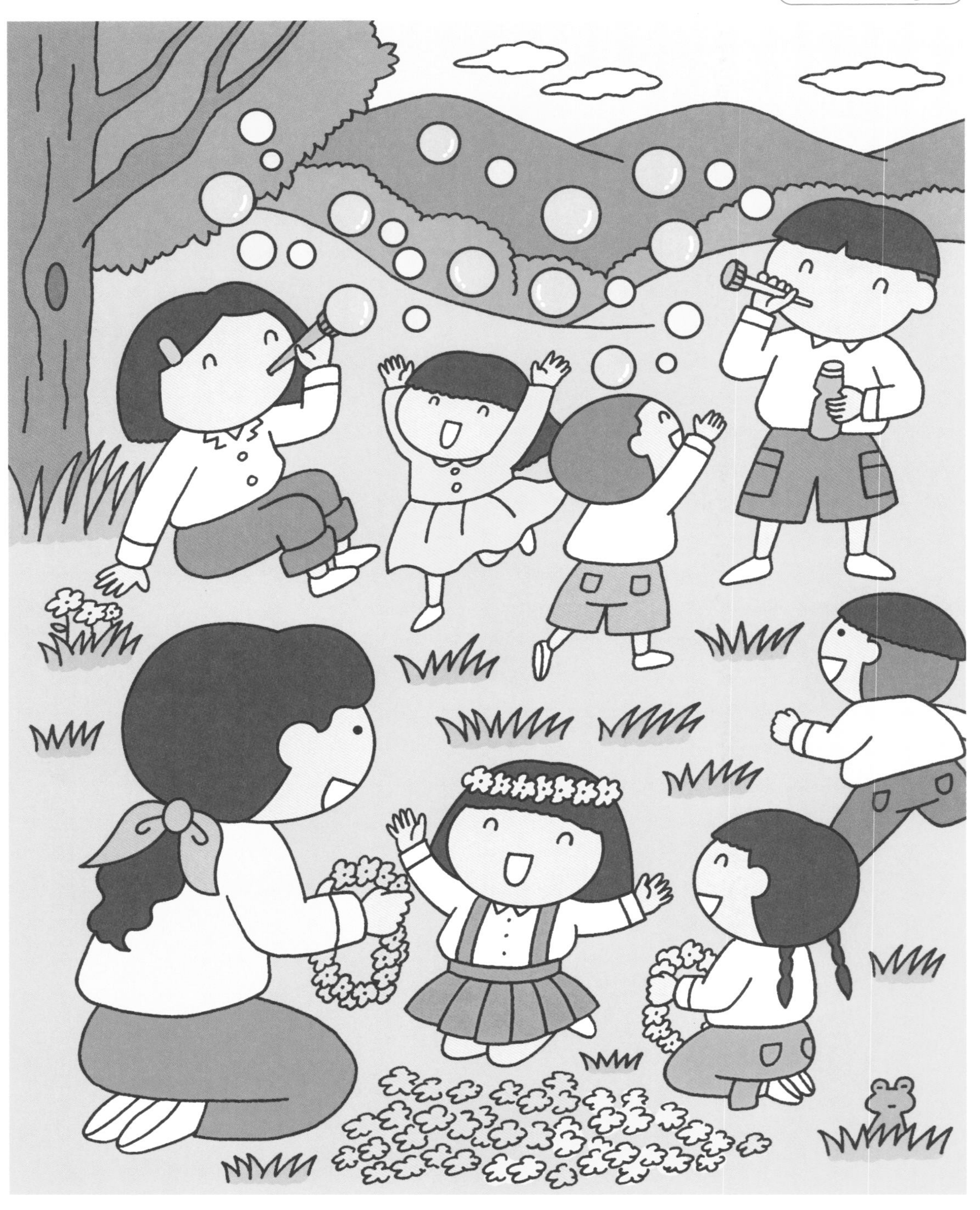

目標時間	目標時間内に見つけた間違いの数	実測時間	最終的に見つけた間違いの数
3分30秒	／10個	分　秒	／10個

MINI知識 石鹸玉（シャボン玉）：江戸時代から遊ばれる歴史を持つシャボン玉。年中遊べるものの、大正時代の書物に春の季語と記され、以来定着している。おもに石鹸水などが原料になるが、ムクロジの実でもシャボン玉を作ることができ、実際昭和初期にはムクロジの実が石鹸の材料とされていた。ちなみにムクロジの実ができるのは10月から11月頃で秋の季語。

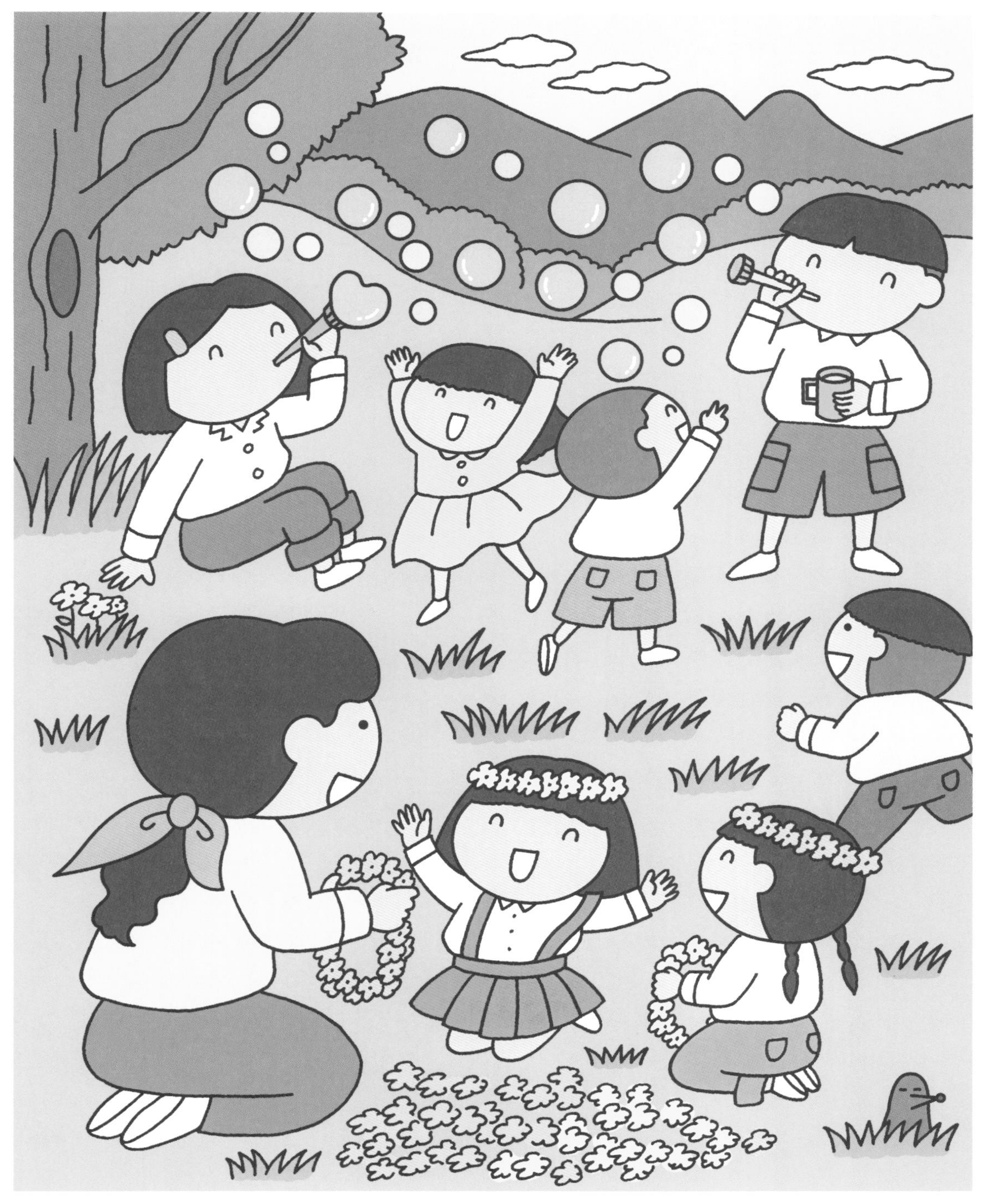

Q. 17

季語・鞦韆

春になったら外遊び

昭和の物の値段 スカイホッピー（ホッピング）｜2700円（昭和55年）

※昭和55年の大卒国家公務員の初任給は10万1600円。

間違いの数**10**個

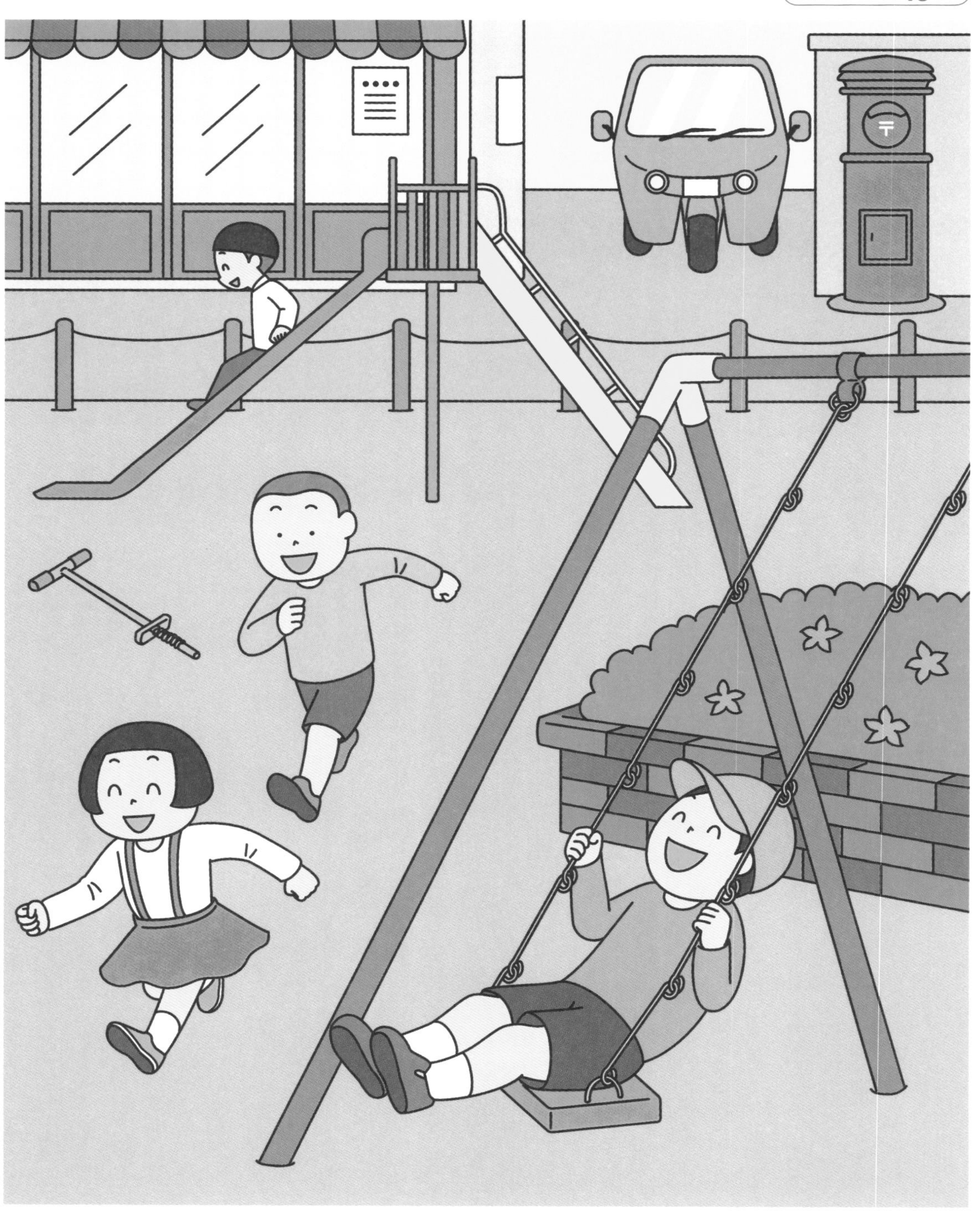

目標時間	目標時間内に見つけた間違いの数	実測時間	最終的に見つけた間違いの数
3分00秒	／10個	分　秒	／10個

MINI知識 鞦韆（しゅうせん）:「鞦韆」とはブランコのこと。なぜ春の季語かというと、古代の中国では冬至から105日後に「寒食節」という火を使わない食事をする農耕儀礼が行われ、この日に女性たちが鞦韆で遊ぶことも儀礼の一つとされていたため。日本でも鞦韆の歴史は古く、奈良時代に嵯峨天皇が「鞦韆篇」という春の祭りの様子を詠んだ漢詩を作っている。

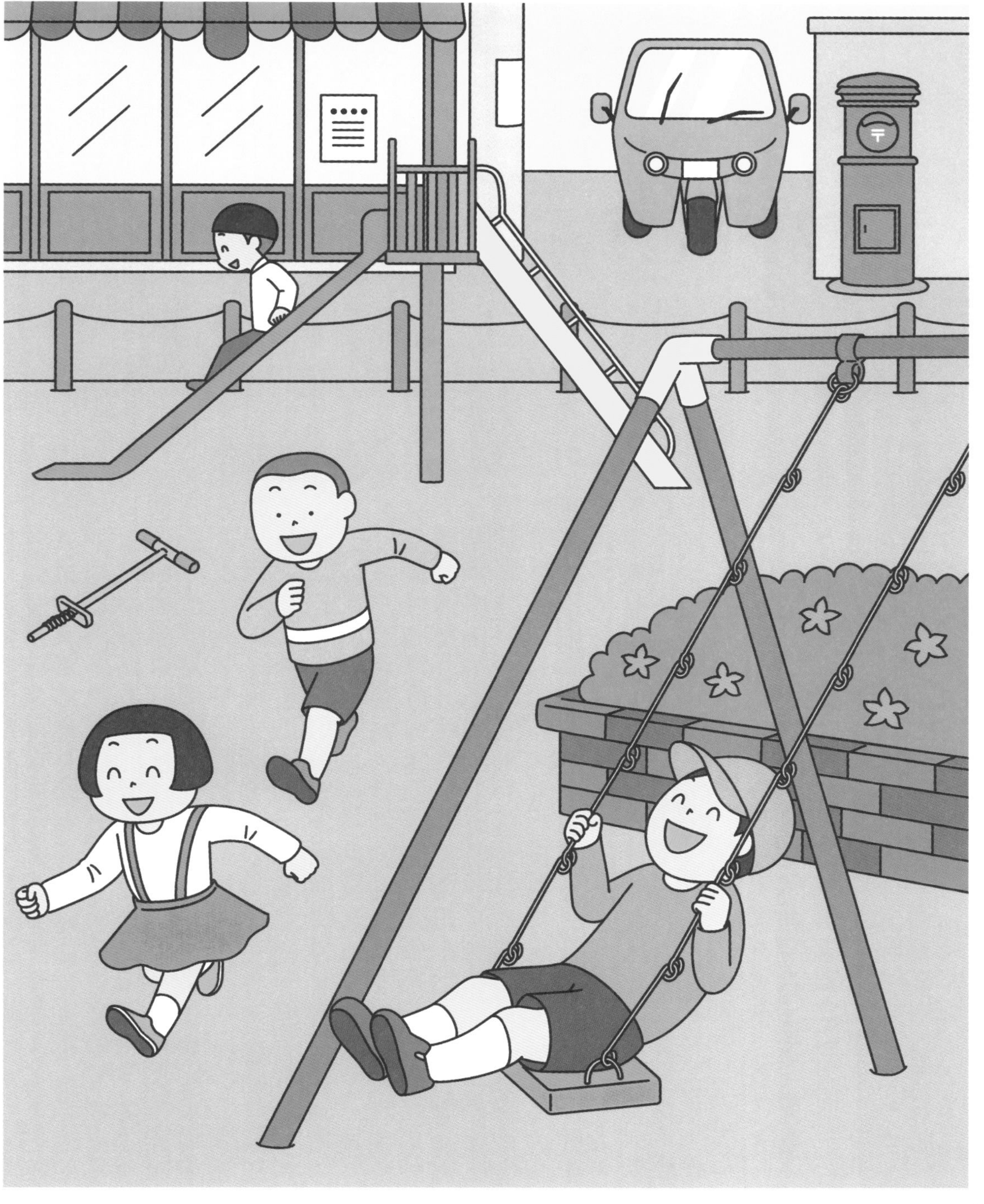

Q. 18

季語・花見

桜の下で一杯

昭和の物の値段 焼酎（1升）｜360円（昭和41年）

※昭和41年の大卒国家公務員の初任給は2万3300円。

間違いの数10個

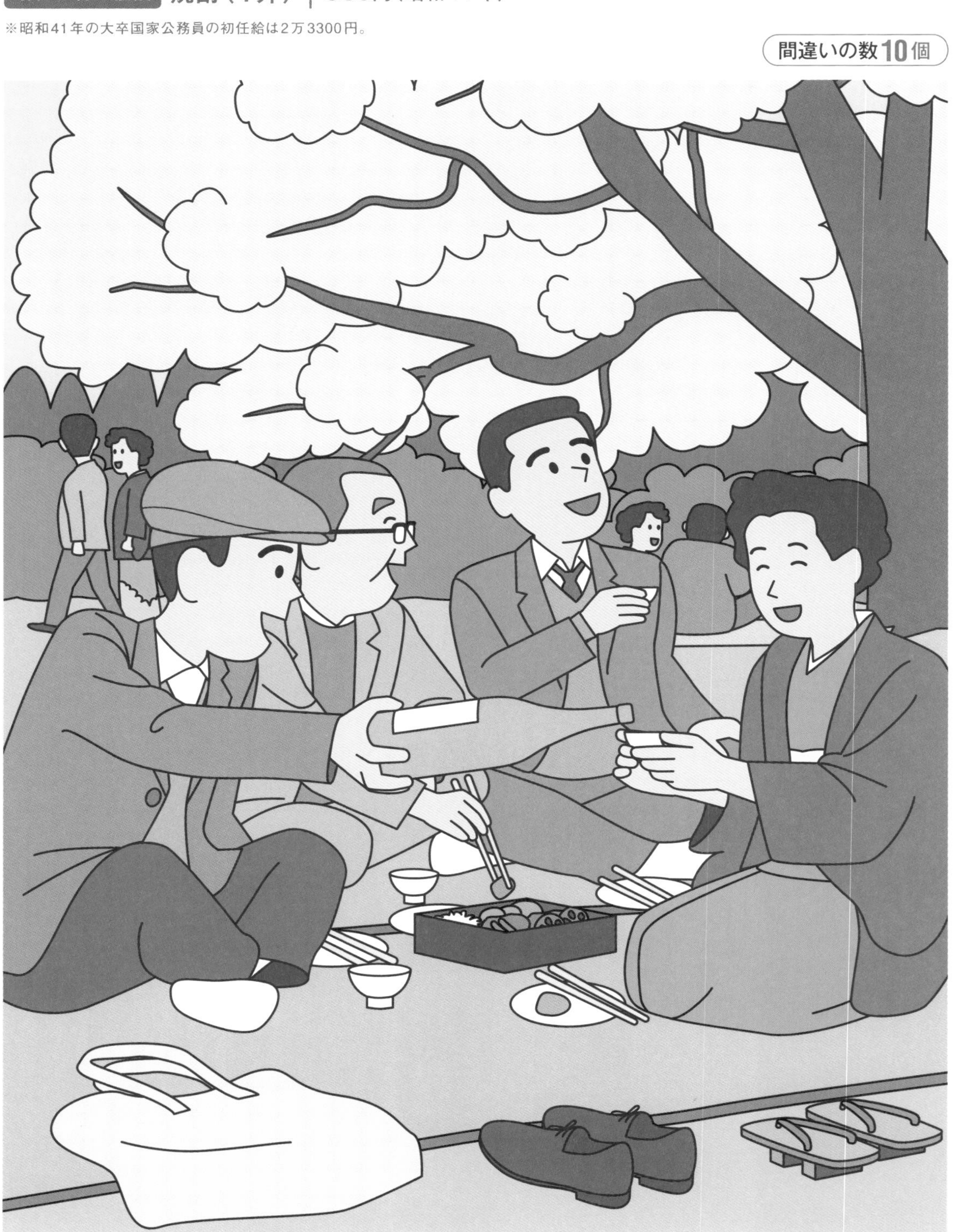

目標時間	目標時間内に見つけた間違いの数	実測時間	最終的に見つけた間違いの数
2分40秒	／10個	分　　秒	／10個

MINI知識 花見（はなみ）：桜を見る花見は当然春の季語。日本人にとって花といえば桜を意味し、桜を題材にした俳句や和歌も多く詠まれている。また現代のポップスにも桜を歌った桜ソングが数多い。しかし、この桜ソングは戦後の昭和時代にはほとんど存在しない。旧日本軍が桜を徽章にし、軍歌などにも桜という表現が使われていたこともあり、あえて避けていたのかもしれない。

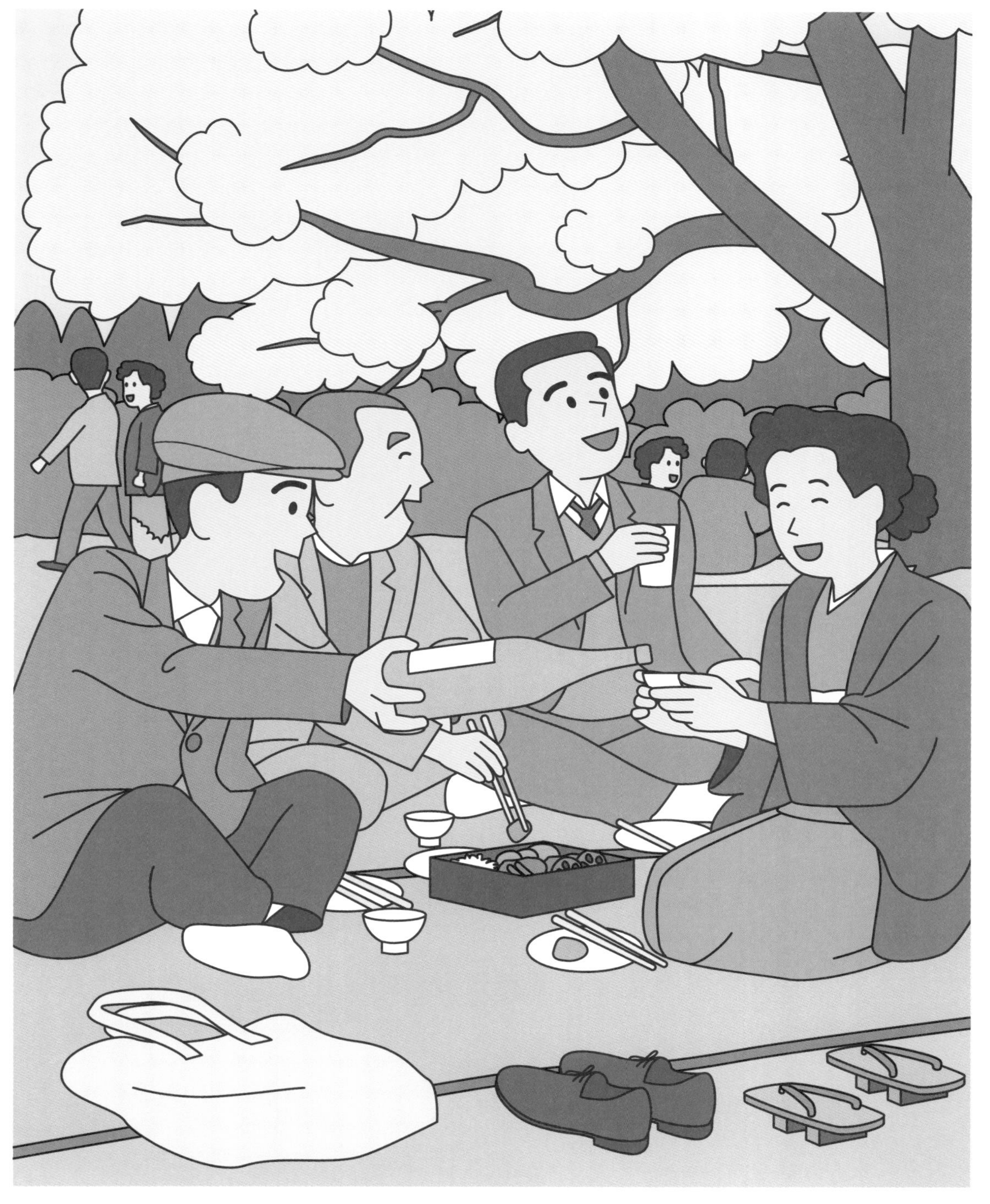

Q. 19

季語・入学

入学式

昭和の物の値段 **草履** ｜ 約3000円（昭和38年）

※昭和38年の大卒国家公務員の初任給は1万7100円。

間違いの数**15**個

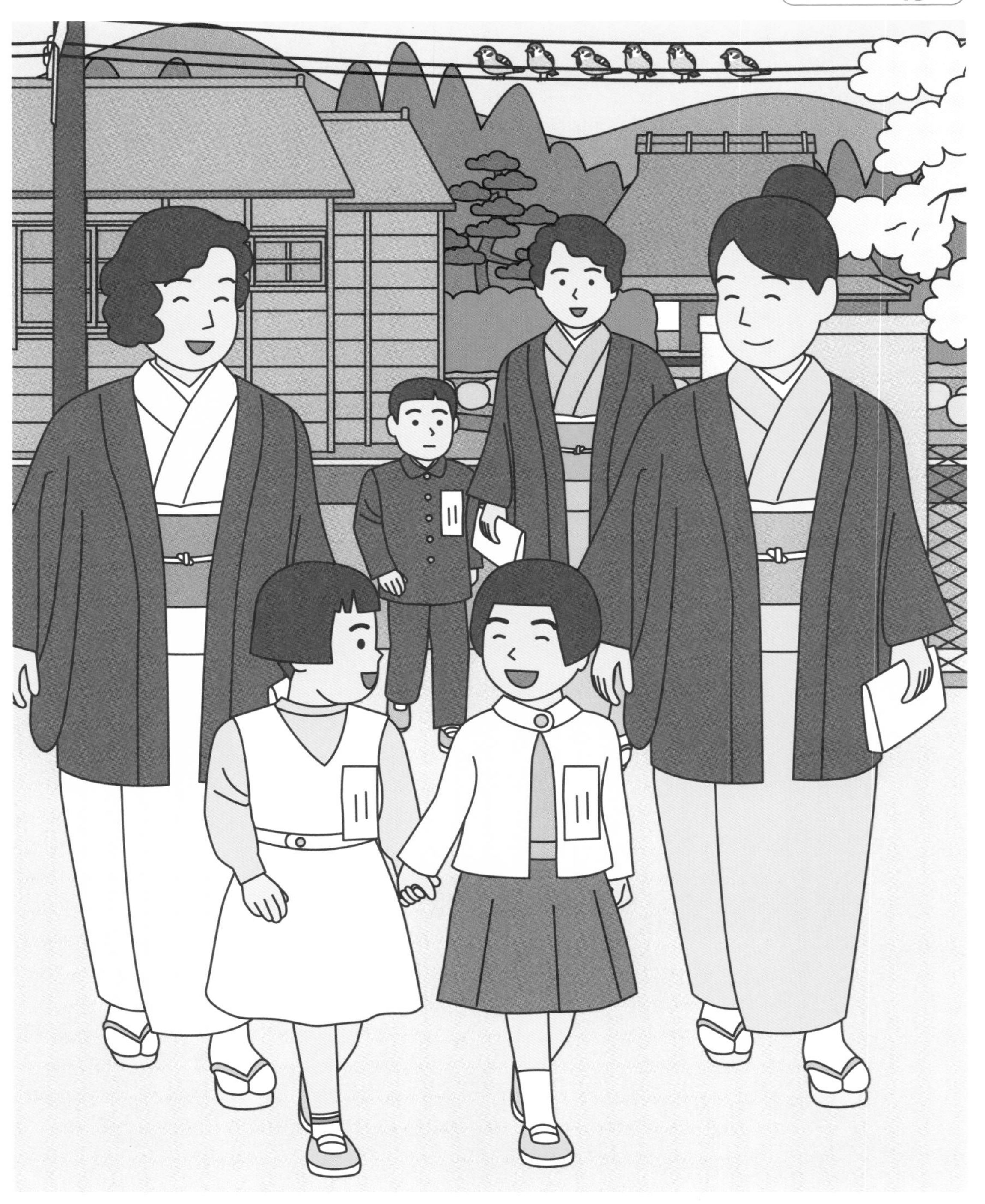

目標時間	目標時間内に見つけた間違いの数	実測時間	最終的に見つけた間違いの数
6分30秒	／15個	分　　秒	／15個

MINI知識 入学（にゅうがく）：日本の入学式は4月だが、アメリカを含む海外の入学式は9月が多いというのは有名な話。海外で9月に入学式が行われるのは、農業のスケジュールの影響という説が有力。海外の農家の夏は小麦の収穫や干し草づくりで忙しく、子供の手も借りたい。そのため農作業が落ち着き子供の手が空き始める9月から新学期となったのだ。

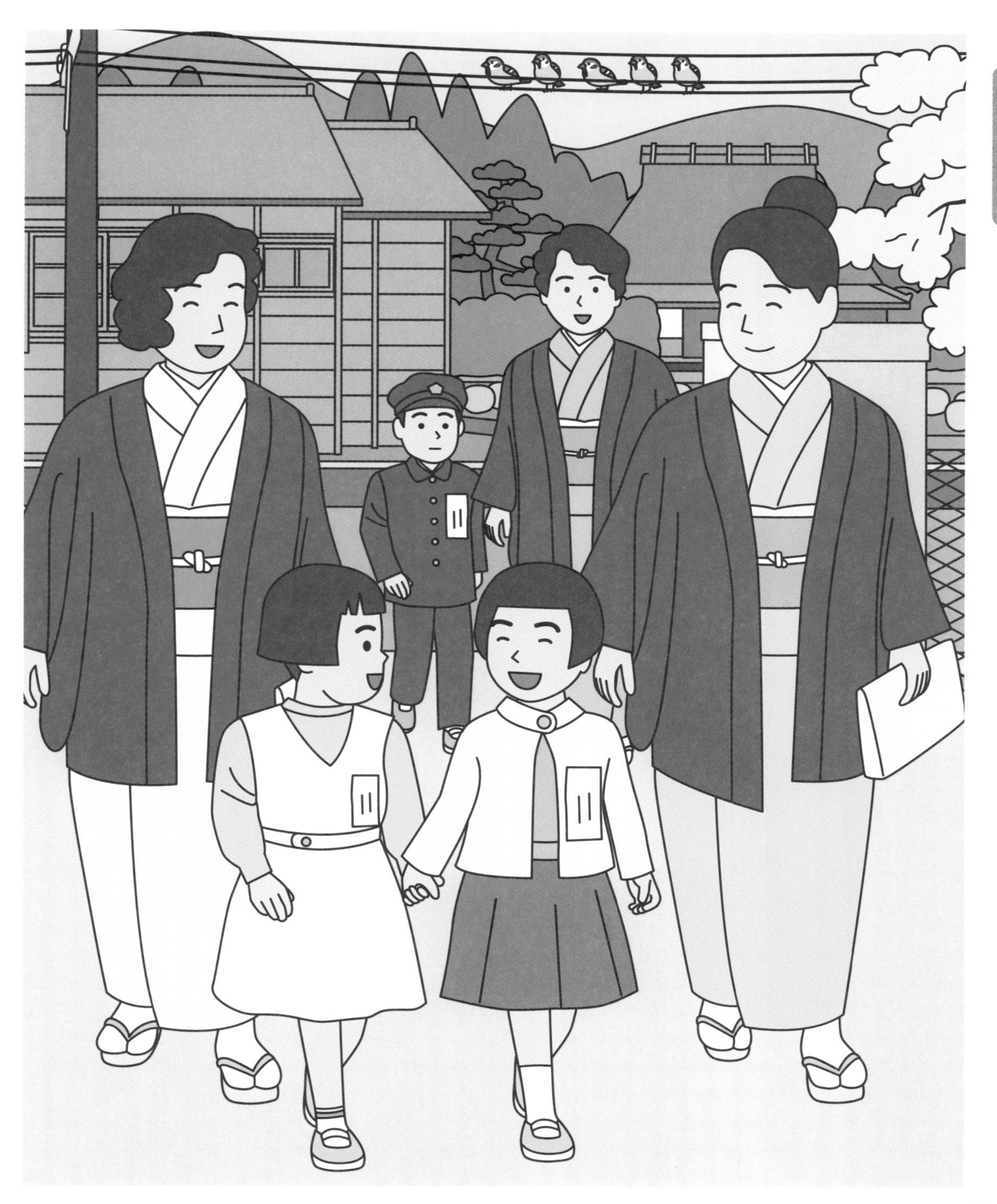

春

Q.
20

季語・遠足

遠足の楽しみは青空の下のお弁当

昭和の物の値段 **キャラメル** | 30円（昭和44年）

※昭和44年の大卒国家公務員の初任給は3万1000円。

間違いの数**15**個

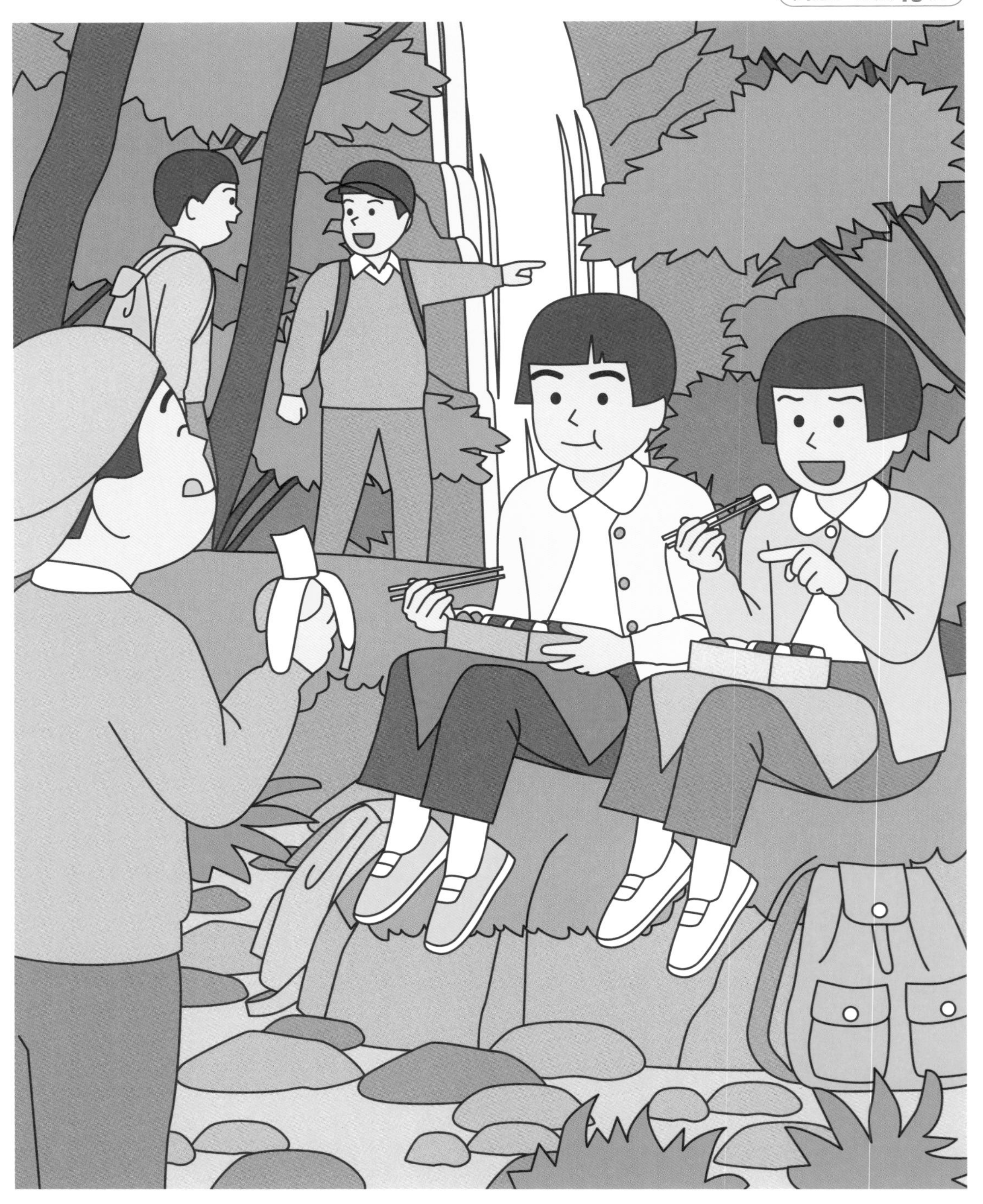

目標時間	目標時間内に見つけた間違いの数	実測時間	最終的に見つけた間違いの数
6分00秒	／15個	分　秒	／15個

MINI知識 遠足（えんそく）：遠足といえば、おやつ。限られた予算の中から持っていくおやつを決めるのに頭を悩ませるのも楽しければ、持ってきたおやつを友達と交換するのも楽しい。しかし、最近ではおやつの交換を禁止する学校も多い。というのも、近年は食物アレルギーを持つ子供の数が増加しており、ショック症状を引き起こす危険を避ける必要があるからという。

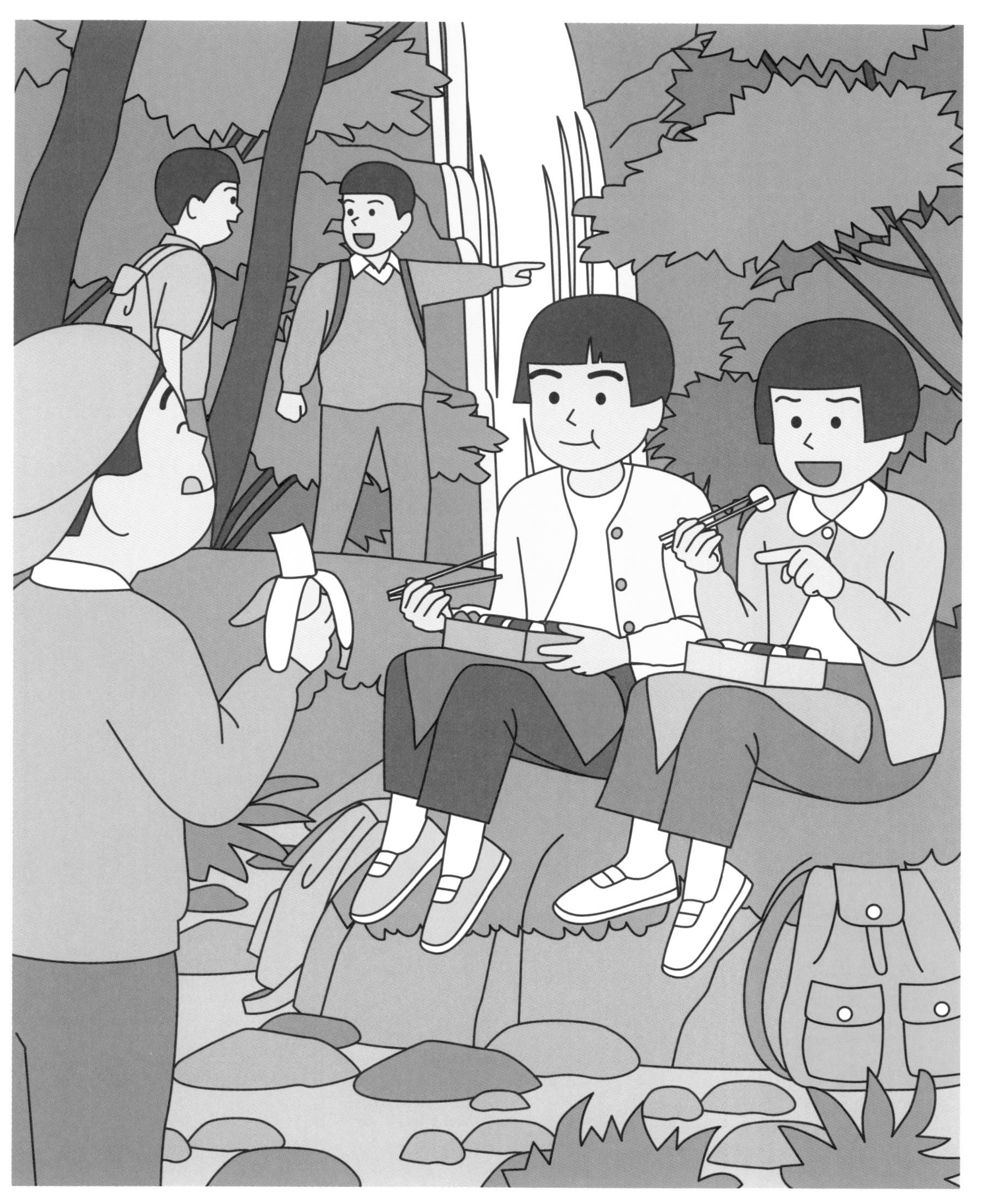

春

間違いの数8個

Q.21

伝えたい家庭の味

季語・梅漬ける

MINI知識

梅漬ける（うめつける）：花の「梅」の季語は春だが、『梅干し』は夏の季語になる。これは梅の実の収穫の時期が6～7月だから、それに合わせて梅干し関連の言葉は夏の季語になる。梅の実の収穫時期によって梅干しの出来も異なり、早くに収穫して未熟な青梅を使えばカリカリとした歯ごたえのある梅干しができる。

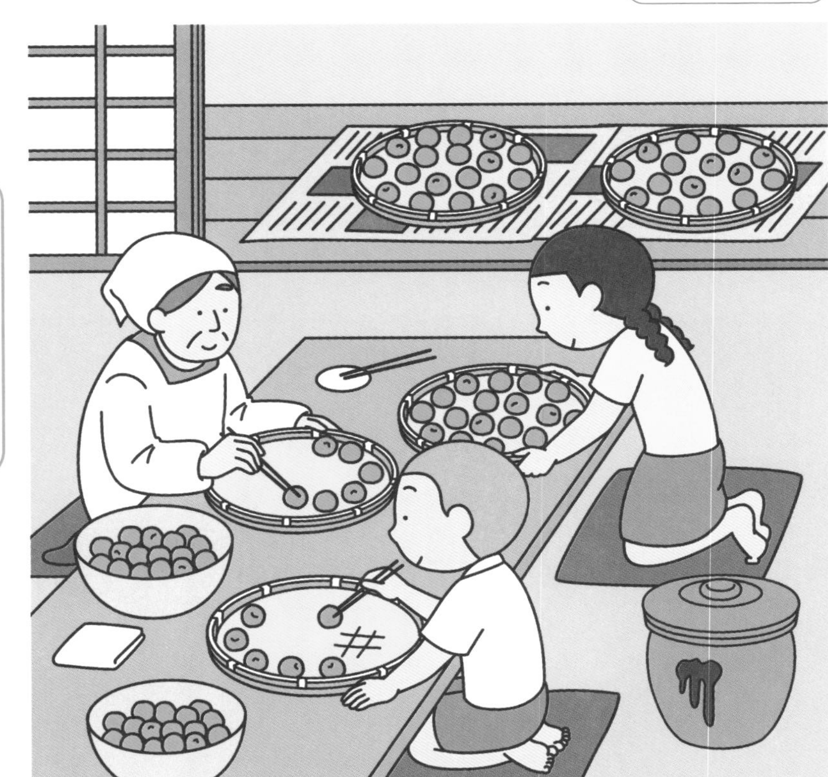

目標時間
2分20秒
目標時間内に見つけた間違いの数
／8個
実測時間
分　秒
最終的に見つけた間違いの数
／8個

昭和の物の値段　梅干し（100g）｜約70円（昭和51年）

※昭和51年の大卒国家公務員の初任給は8万6000円

Q.22

間違いの数8個

季語・鮎

習性を利用した鮎の友釣り

MINI知識

鮎（あゆ）：香り高いことで知られる川魚の鮎。川魚ではあるものの稚魚の時代は海で暮らす。鮎の有名な釣り方に友釣りがあり、鮎の縄張りに掛け針をつけたオトリの鮎を投入し、それを追い払うため近づいてきた鮎を釣るという、鮎の習性を利用した釣り方だ。

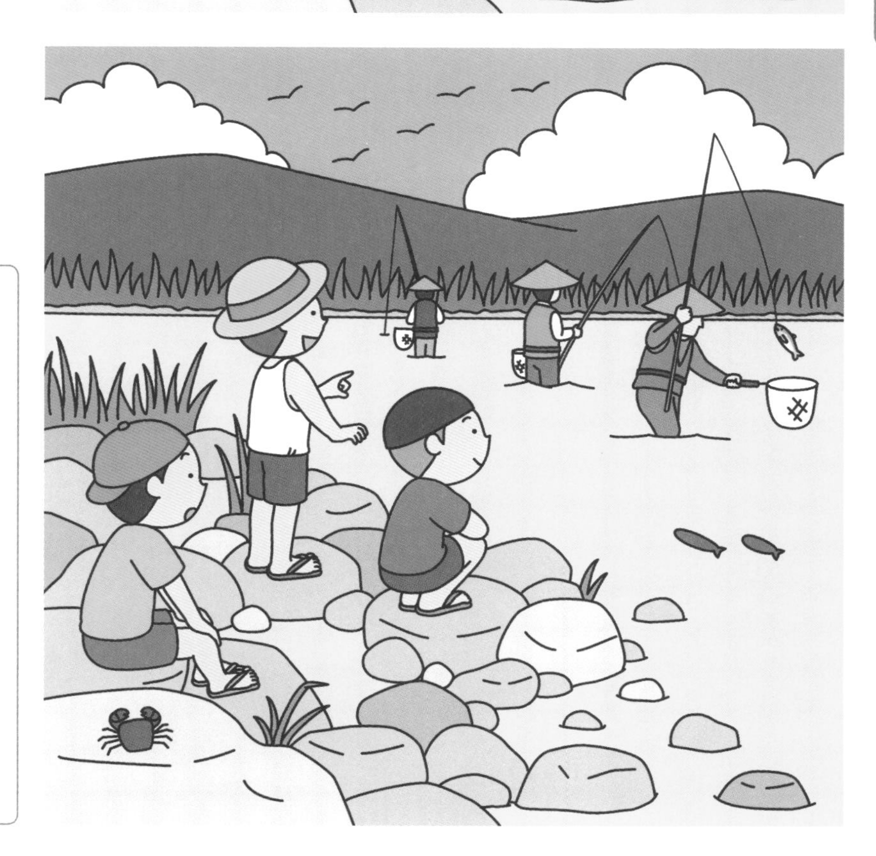

目標時間
1分30秒
目標時間内に見つけた間違いの数
／8個
実測時間
分　秒
最終的に見つけた間違いの数
／8個

夏

昭和の物の値段 長靴｜2000円（昭和48年）

※昭和48年の大卒国家公務員の初任給は5万5600円。

Q.
23

季語・鯉のぼり

こどもの日

昭和の物の値段 畳表の裏返し手間賃 | 200円（昭和29年）

※昭和29年の大卒国家公務員の初任給は8700円。

間違いの数10個

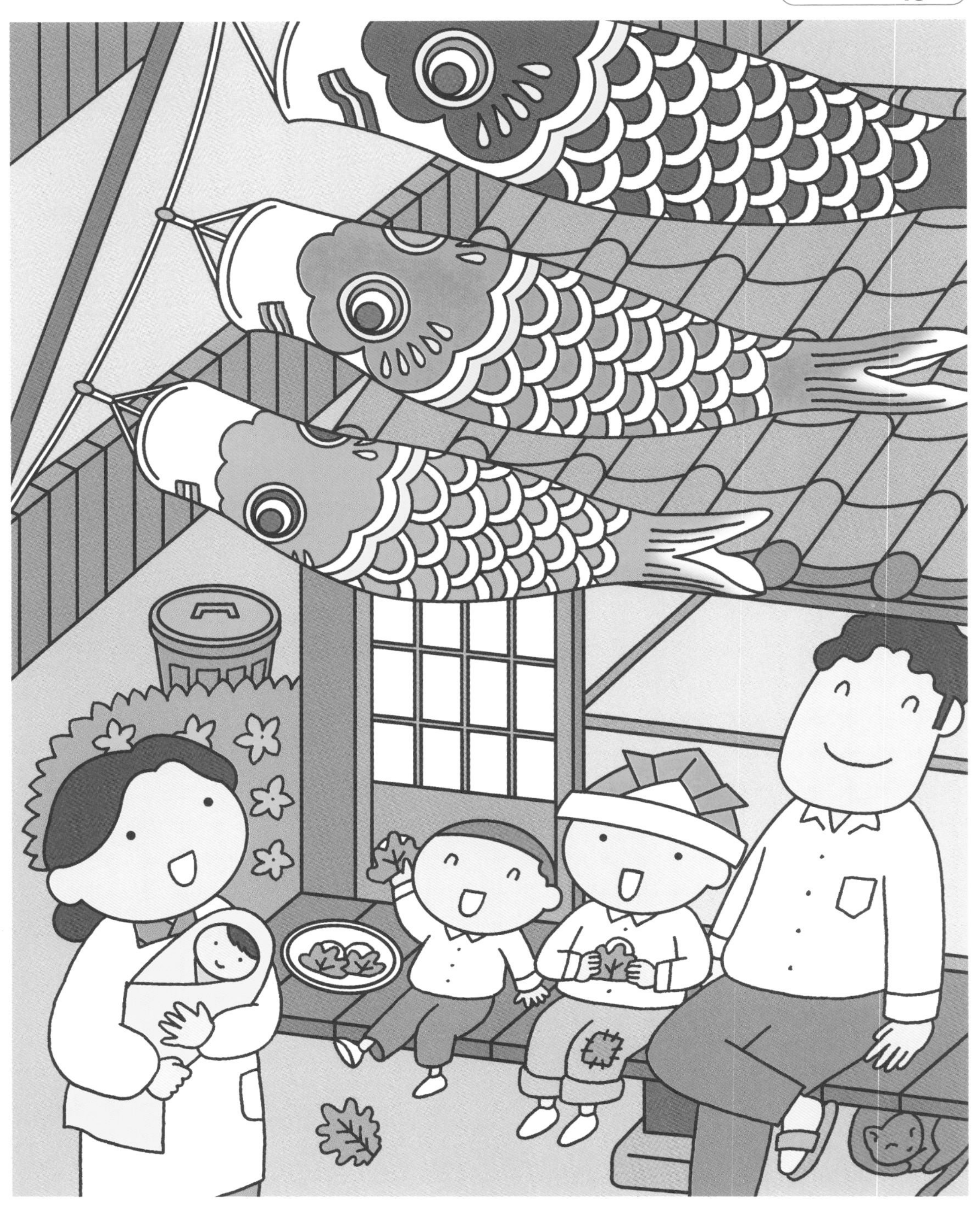

目標時間	目標時間内に見つけた間違いの数	実測時間	最終的に見つけた間違いの数
2分30秒	／10個	分　　秒	／10個

MINI知識 鯉のぼり（こいのぼり）：端午の節句でもあるこどもの日関連の言葉の「鯉のぼり」「武者人形」「かしわ餅」はすべて夏の季語となっている。鯉のぼりは江戸時代には歳時記に記録されているが、「江戸っ子は皐月の鯉の吹流し」という句が残っている通り、当時はまだ関東地方のみの風習で関西地方には伝わっていなかった。ちなみに鯉がのぼりになったのは鯉の滝登りの故事に由来。

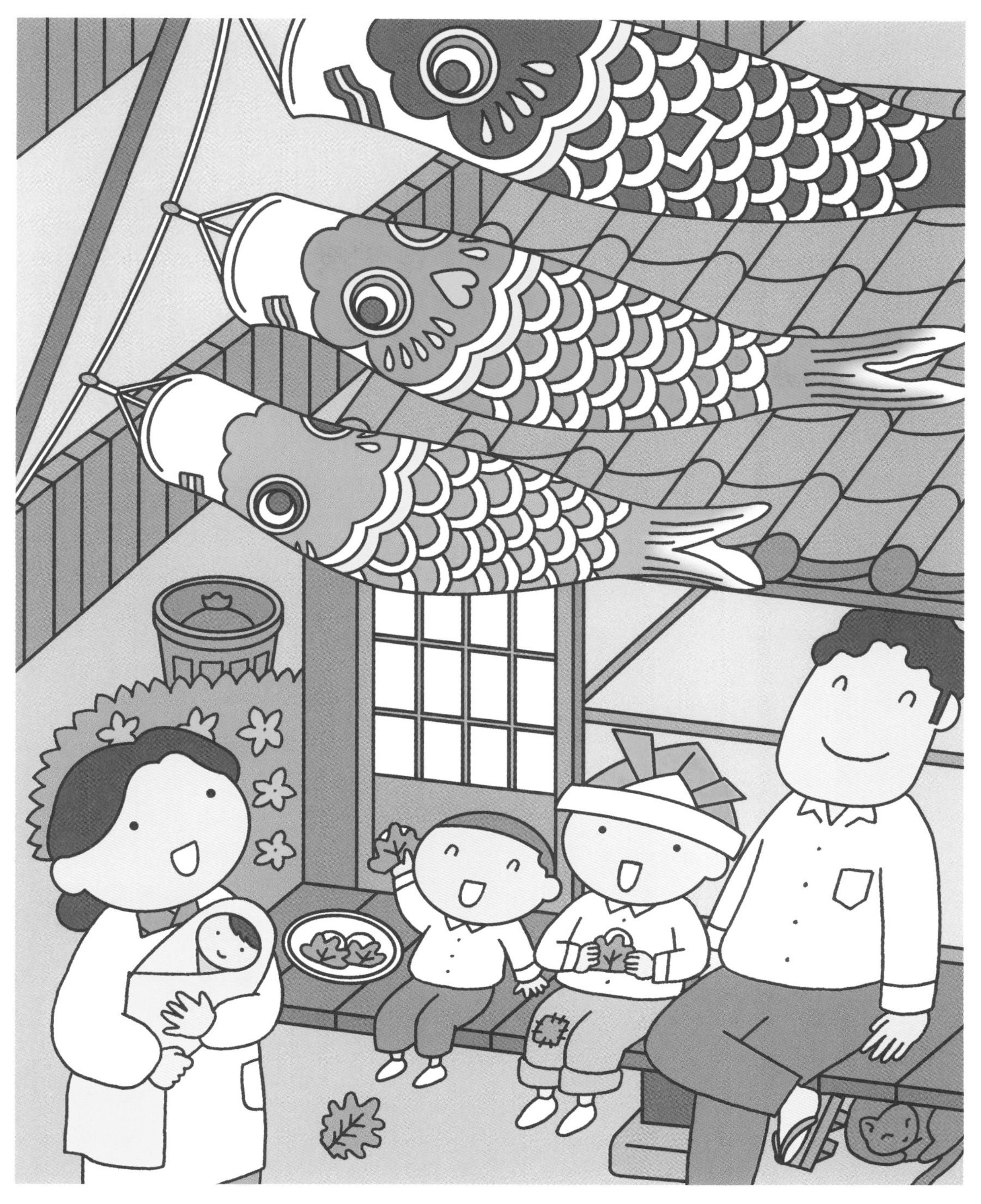

夏

Q.
24

季語・母の日

お母さんに日頃の感謝を！

昭和の物の値段 カラーテレビ | 50万円（昭和35年）

※昭和35年の大卒国家公務員の初任給は1万800円。

間違いの数10個

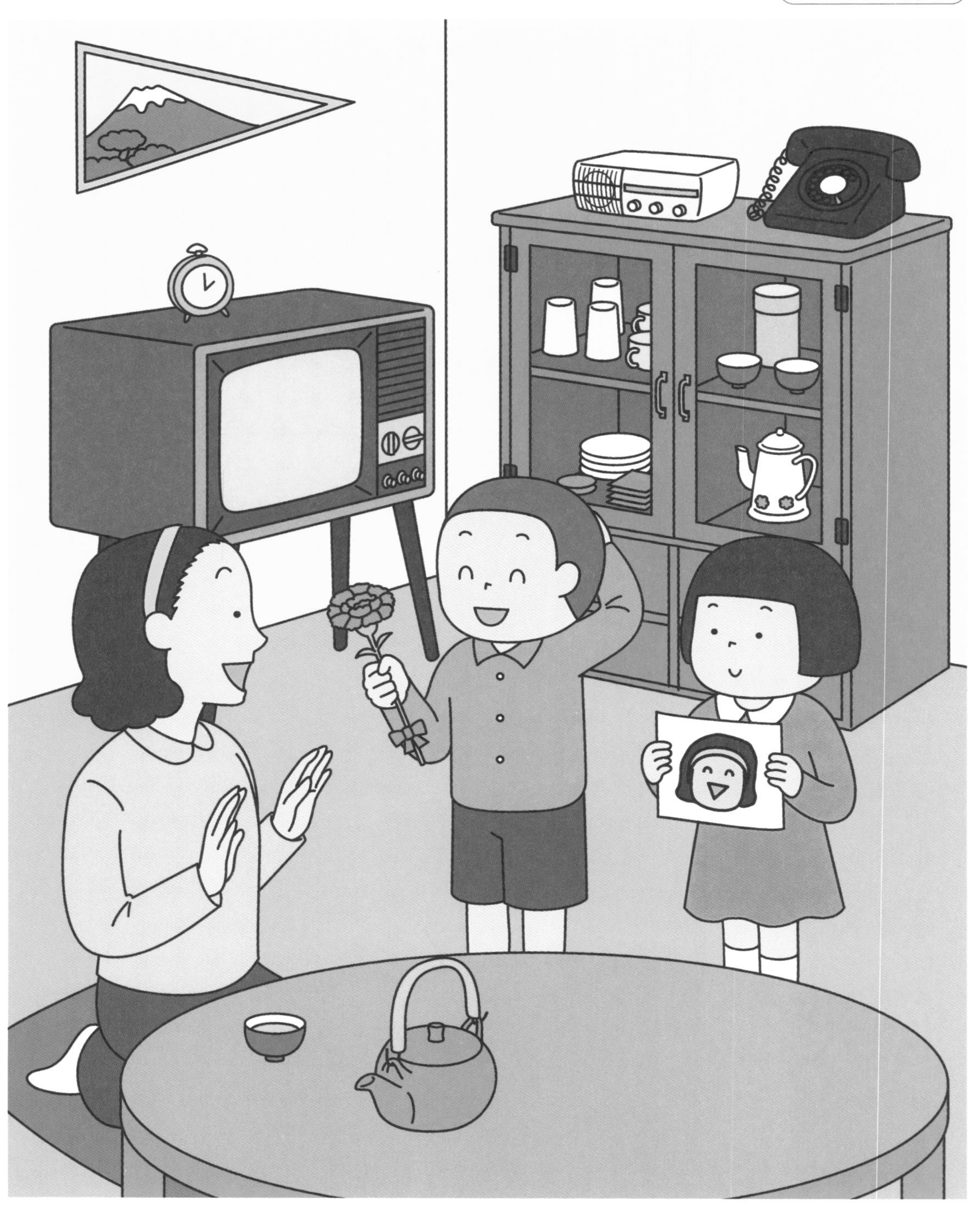

目標時間	目標時間内に見つけた間違いの数	実測時間	最終的に見つけた間違いの数
2分00秒	／10個	分　秒	／10個

MINI知識 母の日（ははのひ）：母の日は毎年5月の第二日曜日で夏の季語になる。昭和6年には当時の皇后の誕生日である3月6日を母の日にしようとする動きがあったが、この母の日は結局普及することはなかった。その後昭和24年からは現在と同じ毎年5月の第二日曜日が母の日となった。ちなみ母の日に贈る定番とされるカーネーションも夏の季語である。

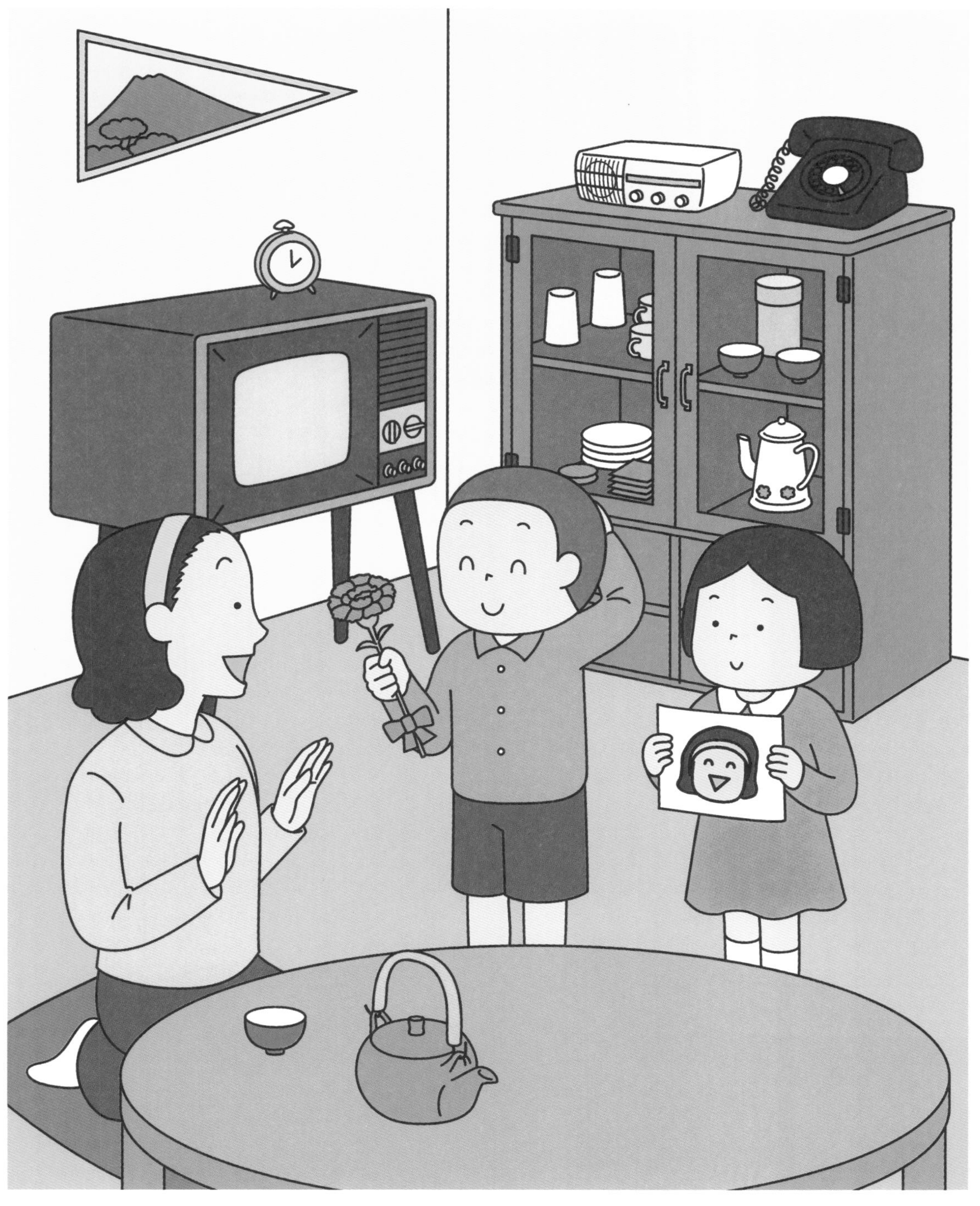

夏

Q.
25

季語・梅雨

泥跳ねに注意!

昭和の物の値段 男子用洋傘 | 500円(昭和35年)

※昭和35年の大卒国家公務員の初任給は1万800円。

間違いの数10個

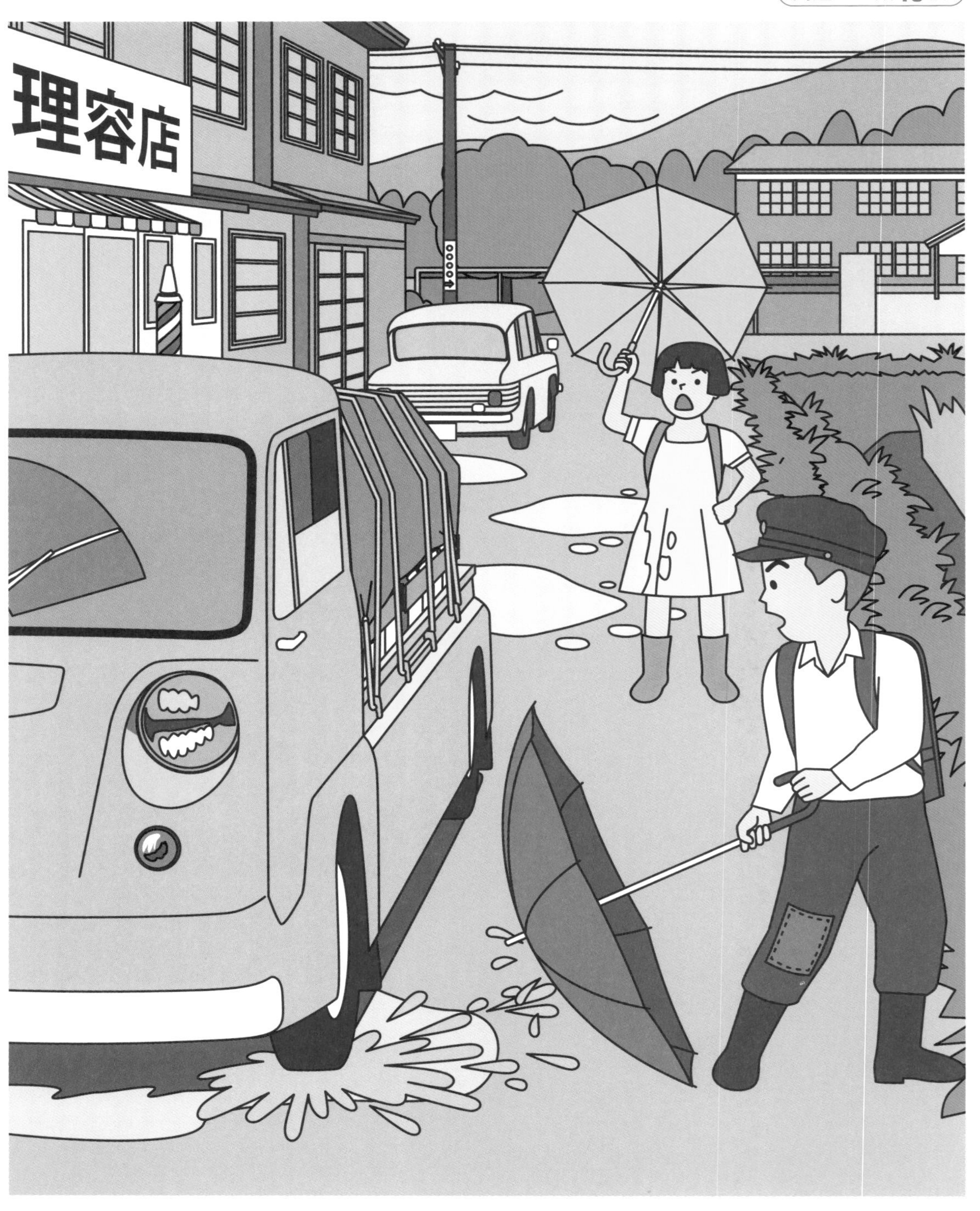

目標時間	目標時間内に見つけた間違いの数	実測時間	最終的に見つけた間違いの数
2分30秒	／10個	分　秒	／10個

MINI知識 梅雨（つゆ）：梅の実が熟する季節の間に降ることから、名前に梅が入っている梅雨。梅雨に関連する季語は非常に多く、雨が少ない梅雨を「空梅雨」、「旱梅雨」と呼んだり、逆に激しい梅雨を「荒梅雨」、「男梅雨」と呼ぶことも。また梅雨は大正時代以降から使われ始めた比較的新しい季語で、昔はこの時期に降る長雨を旧暦の五月に降ることから五月雨と呼んでいた。

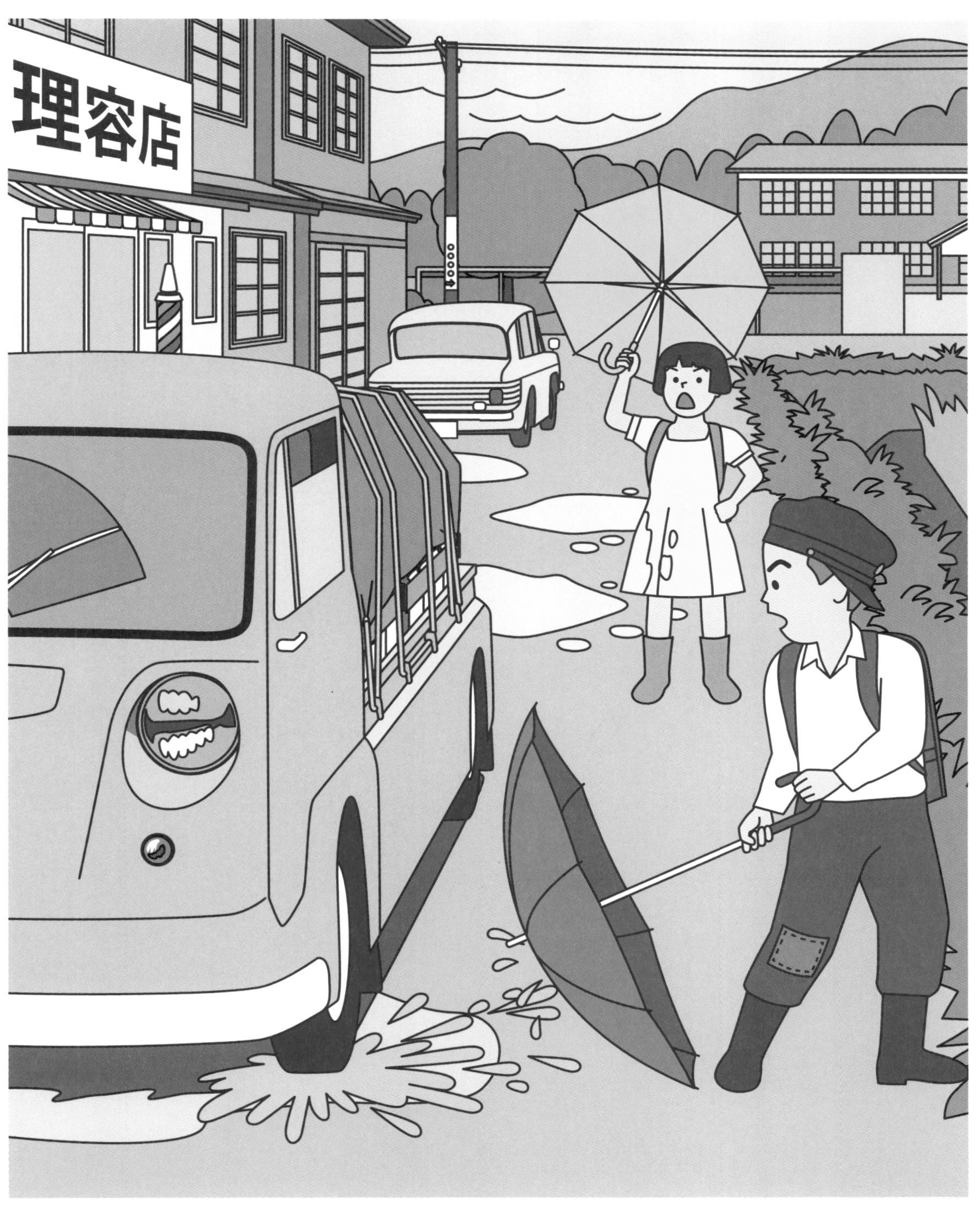

夏

Q. 26

季語・花火

夏の夜の風物詩

昭和の物の値段 マッチ（1包10個入り） | 40円（昭和40年）

※昭和40年の大卒国家公務員の初任給は2万1600円

間違いの数**10**個

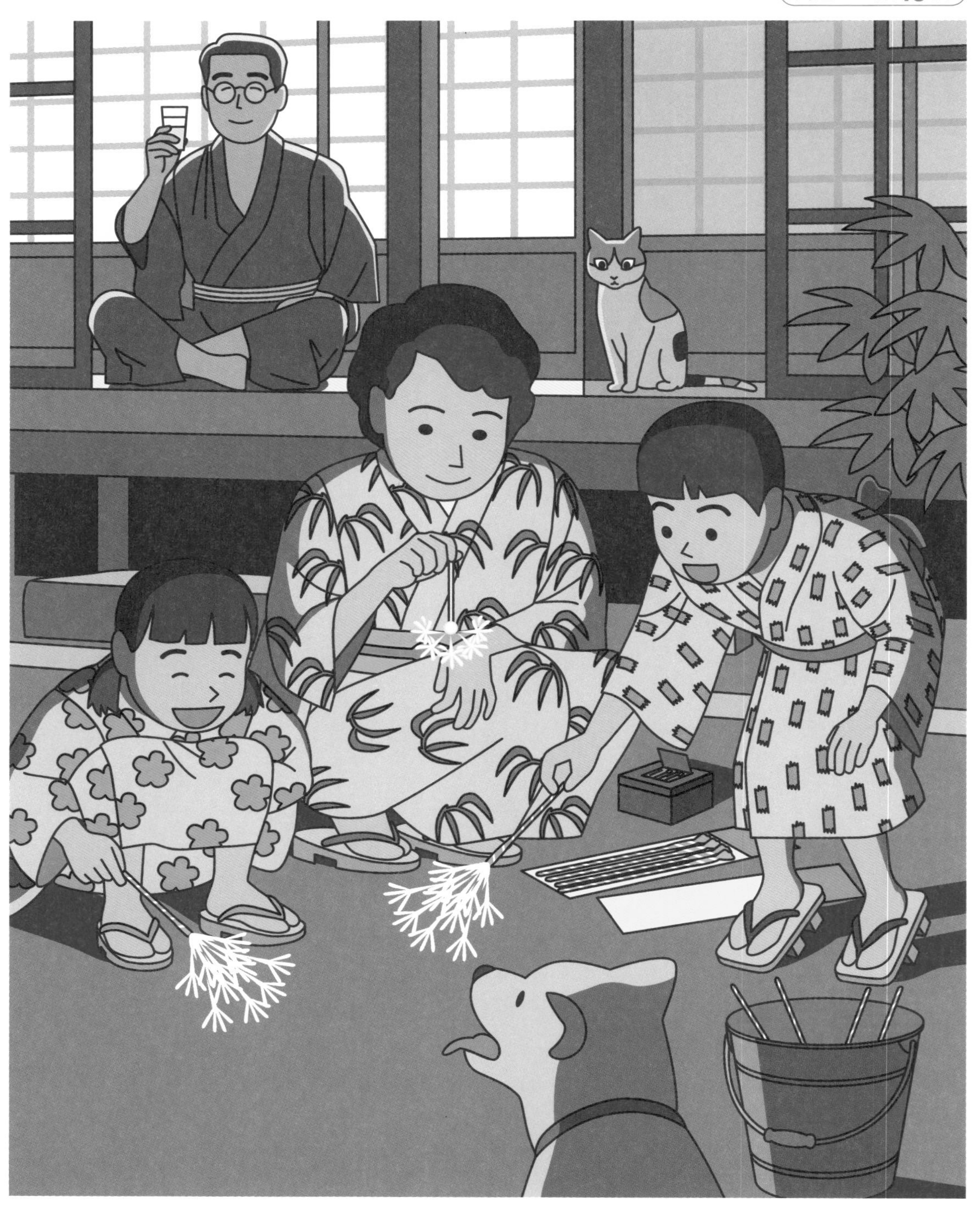

目標時間	目標時間内に見つけた間違いの数	実測時間	最終的に見つけた間違いの数
4分00秒	／10個	分　秒	／10個

MINI知識 花火（はなび）：夏の夜空を鮮やかに彩る花火。夏は花火大会なども多く開かれるし、やはり花火は夏の季語……と思いきや昔は盆行事の一つとしてみなされ、秋の季語だった。次第に納涼の意味合いが強くなり夏の季語となるが、歳時記によっては今でも秋の季語として扱われることも。花火を夏のものとするか、秋のものとするかは詠み手の感覚に委ねられるのだろう。

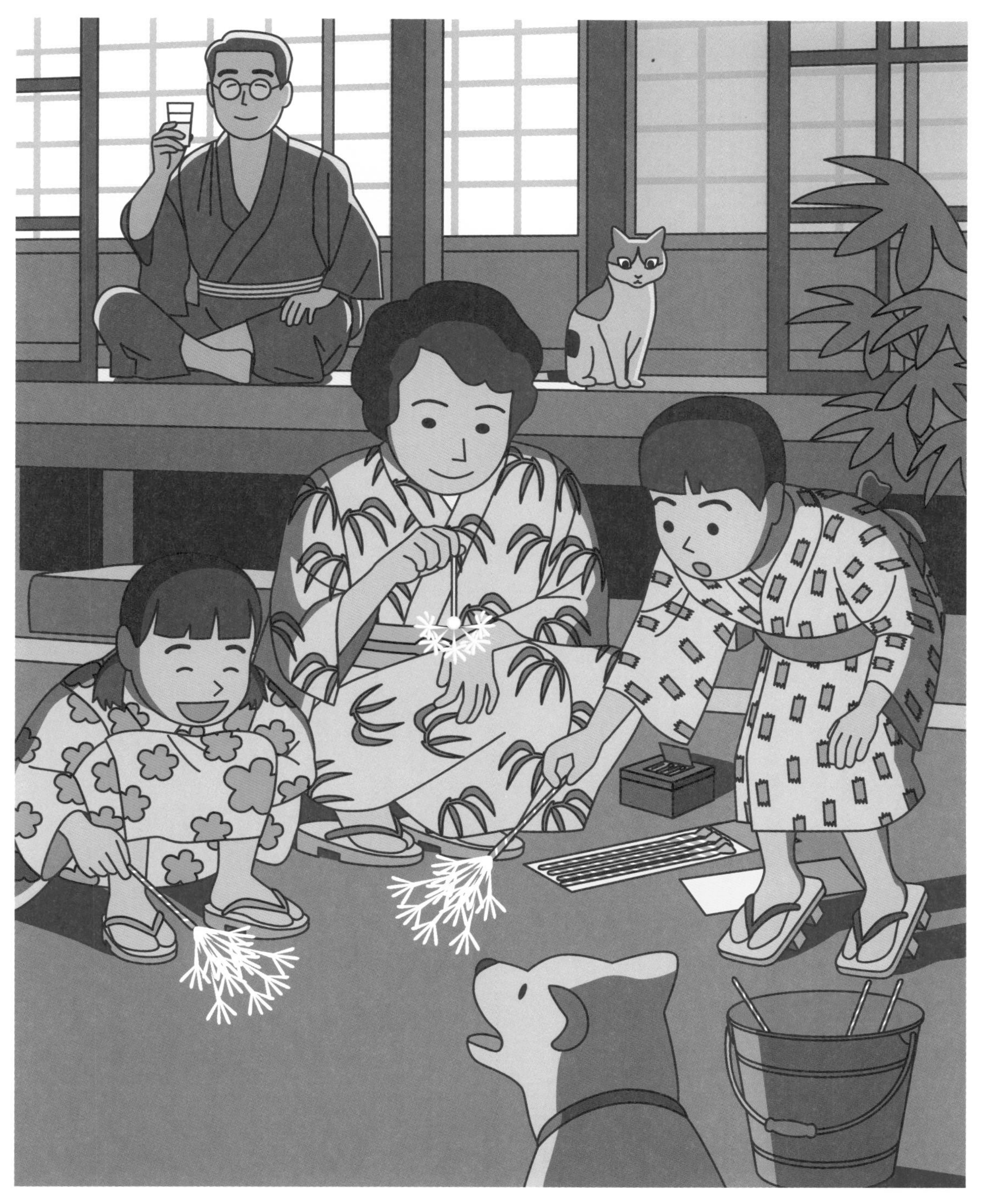

夏

Q.
27

季語・夏祭

屋台が楽しみ

昭和の物の値段 やきとり（1本）｜50円（昭和35年）

※昭和35年の大卒国家公務員の初任給は1万800円。

間違いの数**10**個

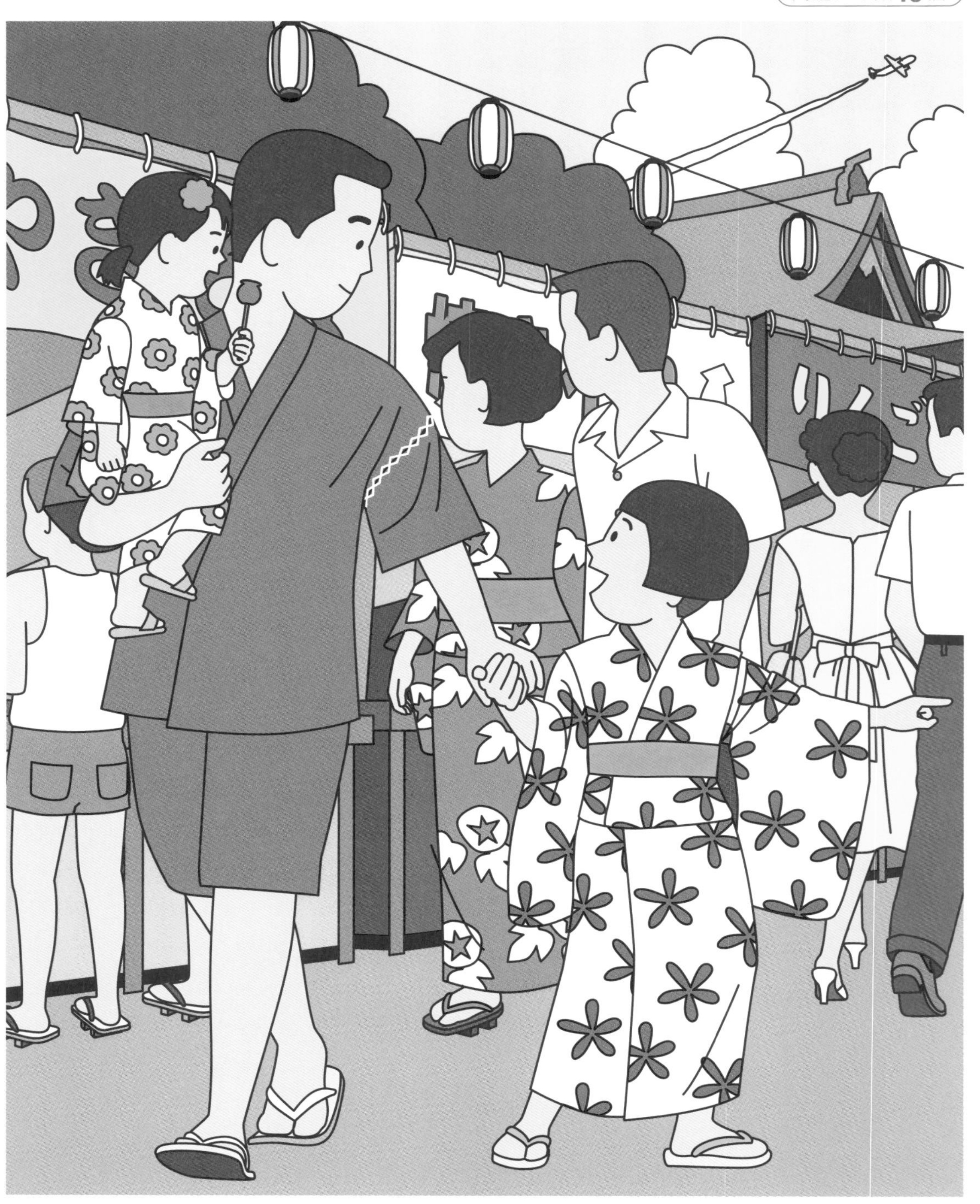

目標時間	目標時間内に見つけた間違いの数	実測時間	最終的に見つけた間違いの数
5分00秒	／10個	分　秒	／10個

MINI知識 **夏祭（なつまつり）**：季語で祭りといえば、夏祭のことを指す。平安時代に行われた上賀茂神社・下鴨神社で行われた「葵祭」がその由来とされており、昔の句や歌では祭りといえば、自動的にこの「葵祭」のことを指していた。祭りに定番の神輿なども夏の季語となる。ちなみに他の季節に行われる祭りは「春祭」、「秋祭」と呼ばれるが、「冬祭」という季語は存在しない。

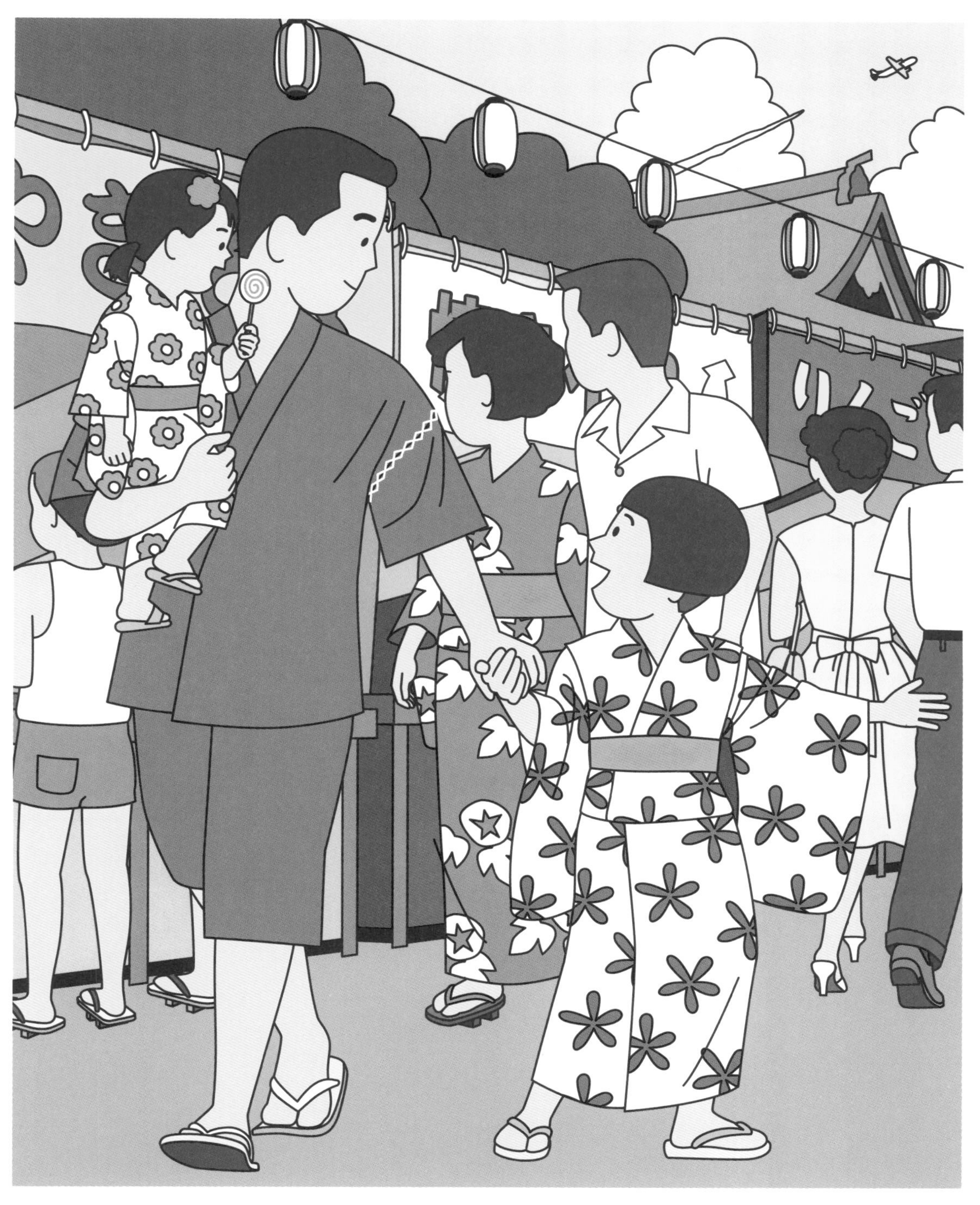

夏

Q.
28

季語・泳ぎ

準備運動は忘れずに

昭和の物の値段 **目薬** | 100円（昭和39年）

※昭和39年の大卒国家公務員の初任給は1万9100円。

間違いの数**10**個

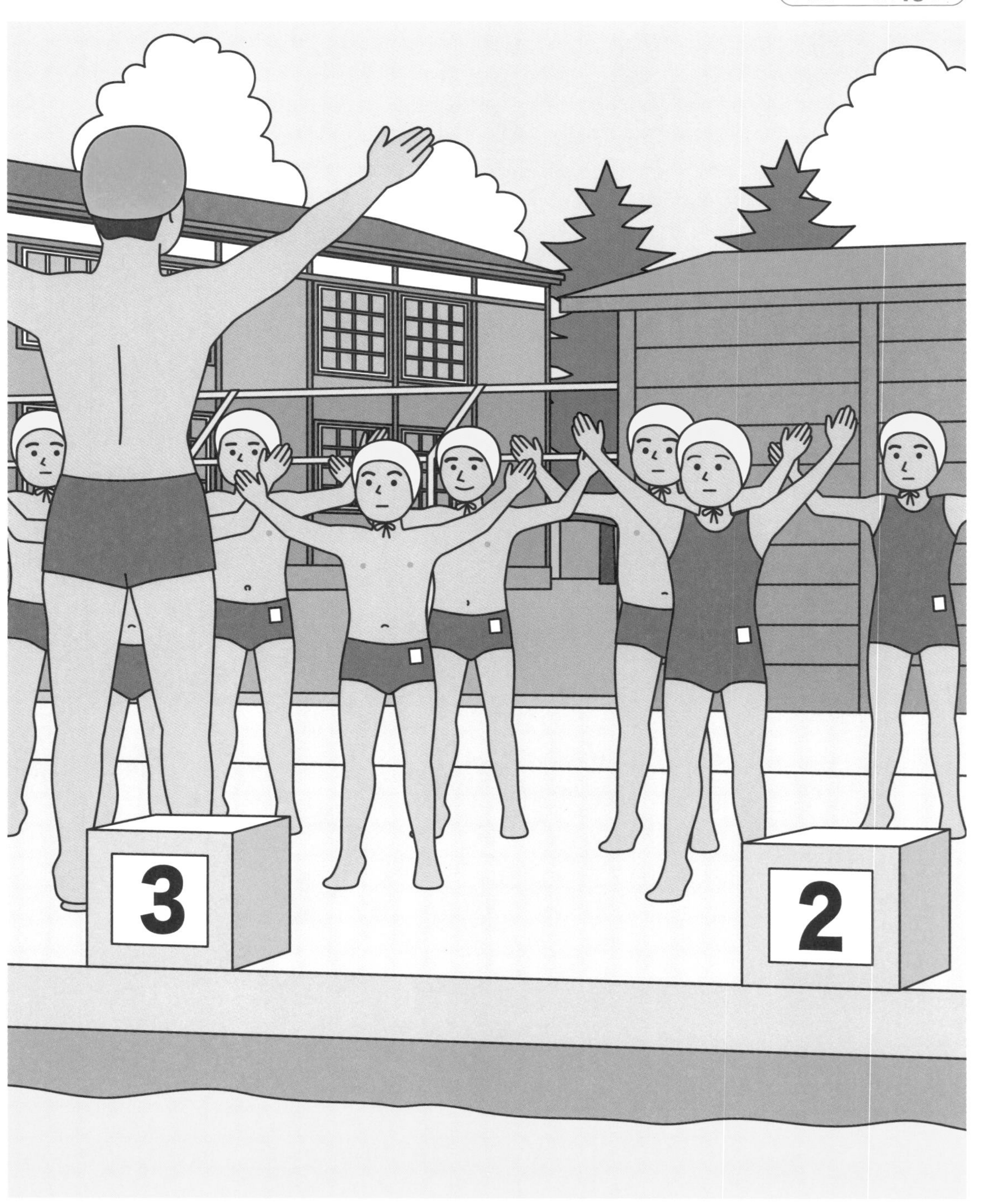

目標時間	目標時間内に見つけた間違いの数	実測時間	最終的に見つけた間違いの数
4分00秒	／10個	分　　秒	／10個

MINI知識 泳ぎ（およぎ）：水泳や海水浴といった泳ぎ関連はやはり夏の季語。現代のように多くの学校にプールが作られるようになったのは、昭和37年にスポーツ振興法が施行されてから。昭和30年には多くの児童の死者を出した海難事故の「紫雲丸事故」が起きたこともあり、こうした悲劇を少しでも減らすためだった。ちなみにほとんどの小中学校にプールがあるのは世界的には珍しい。

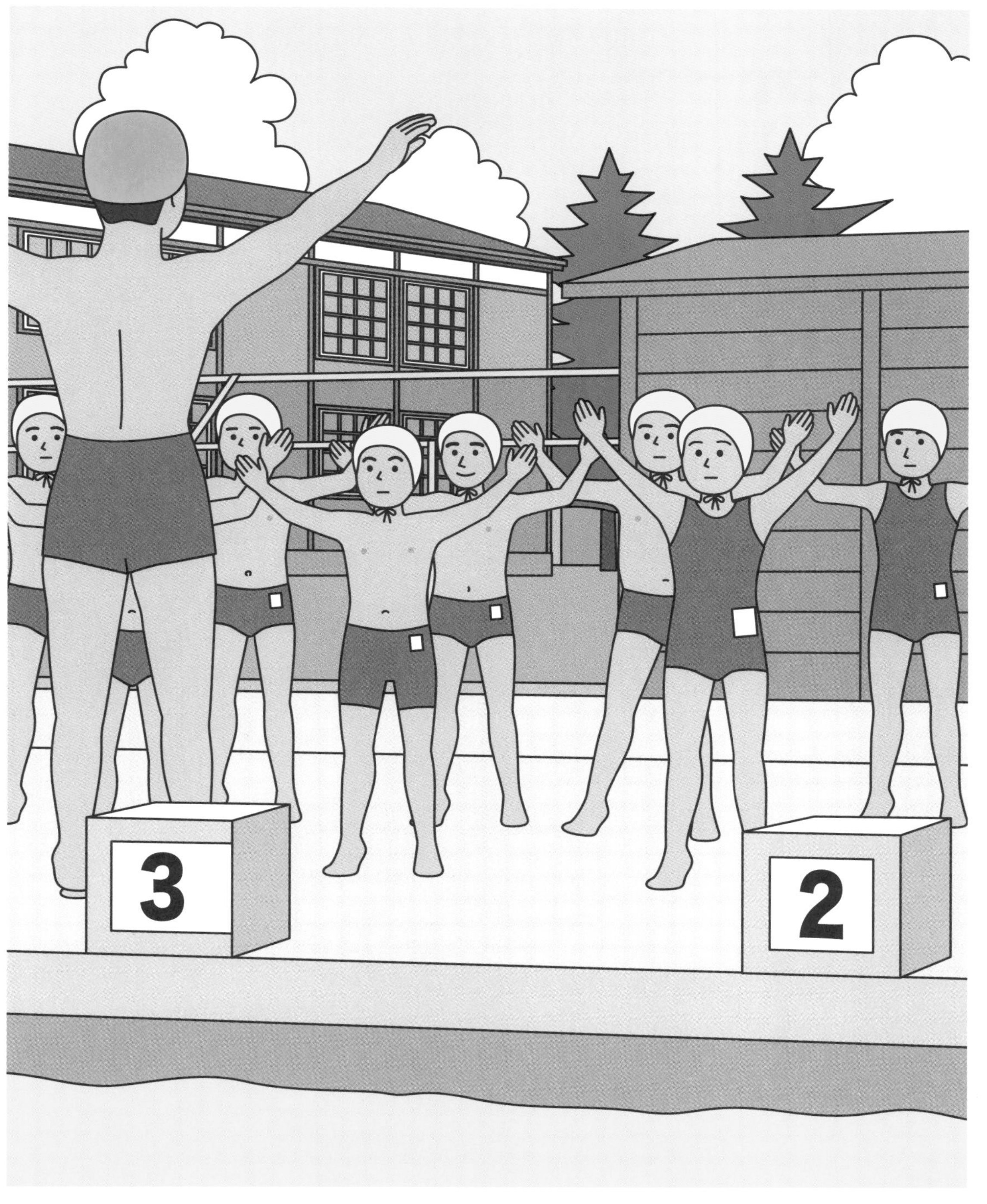

Q. 29

季語・夏座敷

夏の暑さしのぎ

昭和の物の値段 江戸風鈴 | 55円（昭和45年）

※昭和45年の大卒国家公務員の初任給は3万6100円。

間違いの数15個

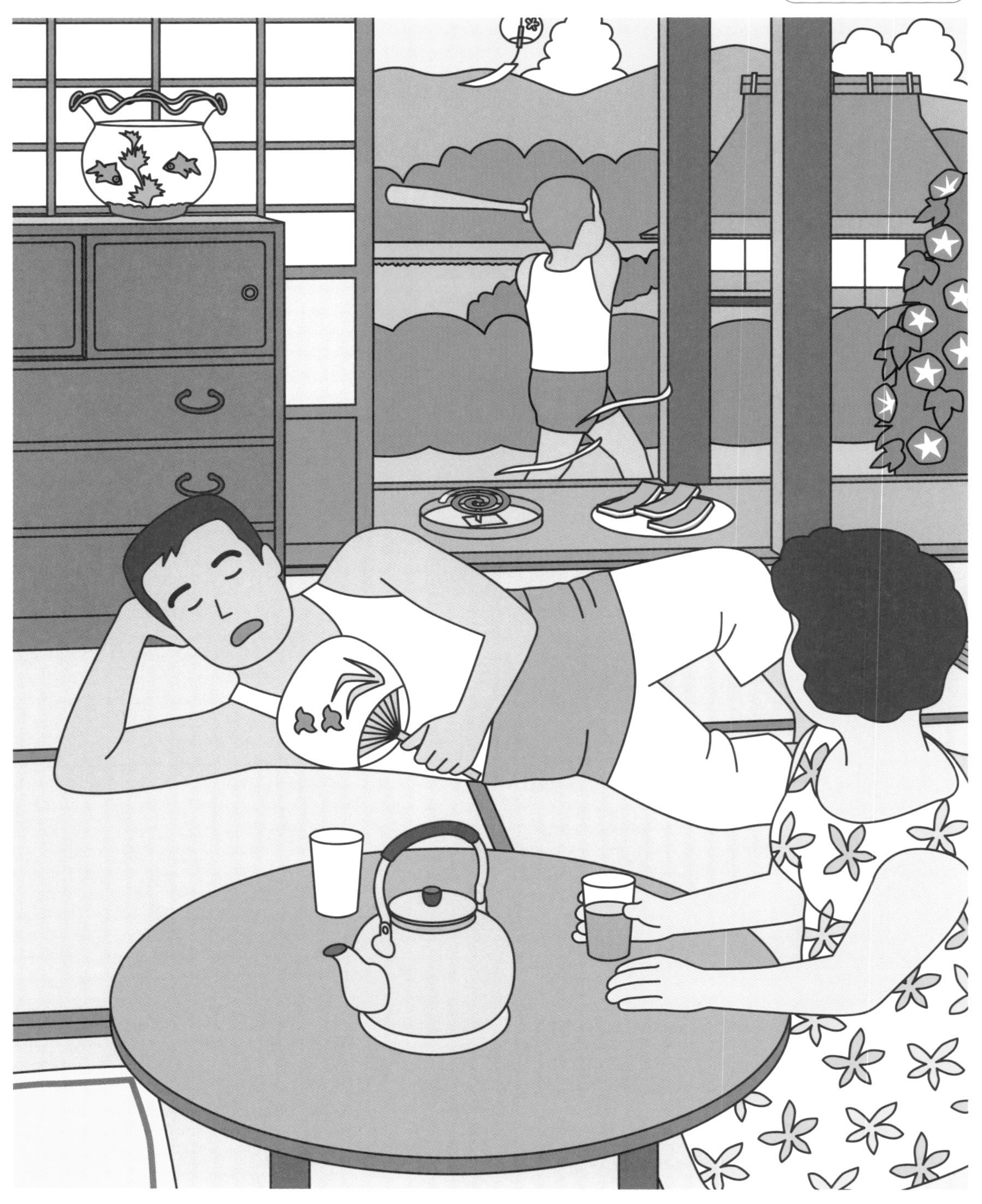

目標時間	目標時間内に見つけた間違いの数	実測時間	最終的に見つけた間違いの数
6分00秒	／15個	分　　秒	／15個

MINI知識 夏座敷（なつざしき）：高温多湿な環境に対応するために日本家屋には様々な工夫がされている。その一つがこの夏座敷。ふすまや障子を取り外して、代わりに簾を吊り、藤むしろを敷くなどの工夫で座敷を夏向きに変更したものだ。しかし、現代では酷暑が進み、さらに冷暖房を完備する家庭も多いことから近年ではあまり見られない、かつての夏の風物詩だ。

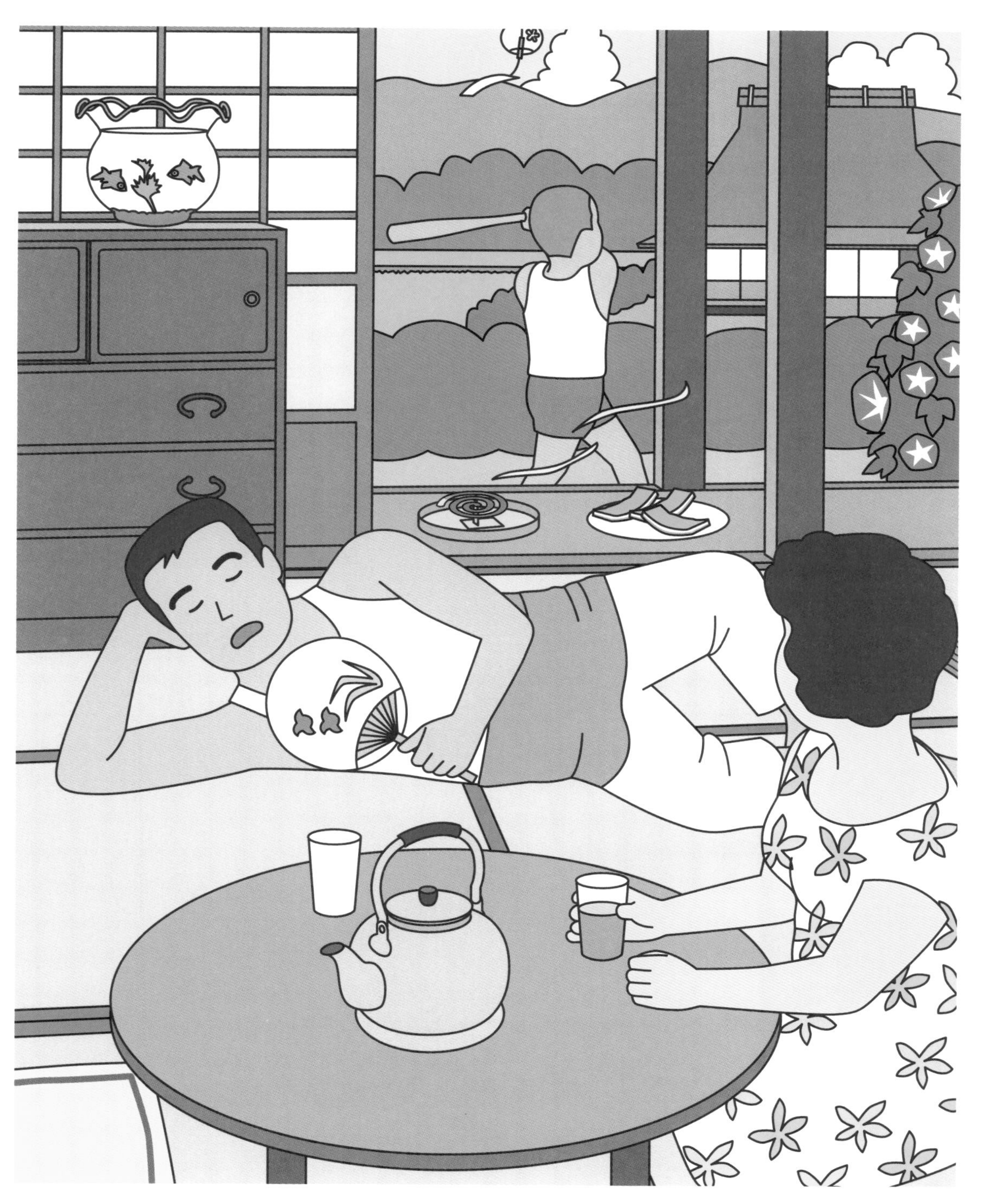

Q.
30

季語・西瓜割

スイカを楽しく食べよう!

昭和の物の値段 ラムネ | 20円(昭和44年)

※昭和44年の大卒国家公務員の初任給は3万1000円。

間違いの数 15 個

目標時間	目標時間内に見つけた間違いの数	実測時間	最終的に見つけた間違いの数
5分30秒	／15個	分　秒	／15個

MINI知識 西瓜割（すいかわり）：スイカといえばやはり夏！……と思いきや、実は秋の季語。現在では栽培法の進化によって初夏から姿を見られるが、元々は立秋を過ぎた頃が旬のため、秋に分類する歳時記が多い。その一方で「西瓜割」は夏の季語になっていたりもする。よく野菜か果物かで議論される西瓜だが、俳句の世界でも夏の季語か秋の季語かで議論されているのだ。

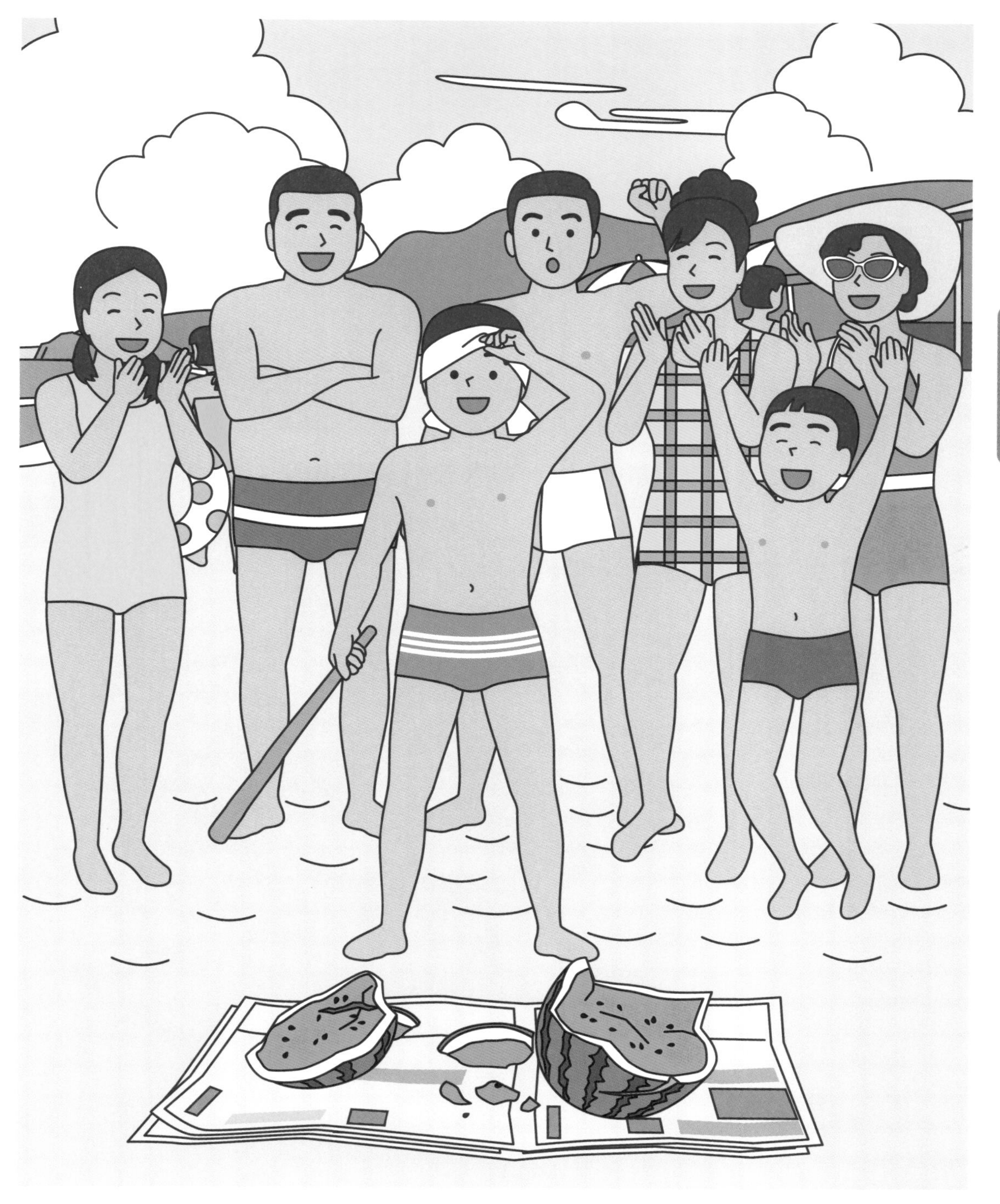

間違いの数8個

Q.
31

夏休み最後の日は宿題の仕上げ

季語・残暑

MINI知識

残暑（ざんしょ）：秋の季語とされる残暑。しかし一般的に暦の上で残暑は立秋である8月7～11日から8月末まで。現代ではいかにも夏真っ盛りという感があり、残暑という言葉から感じられるイメージと真夏日が連続する実際の気候にはだいぶ差があるように感じられる。

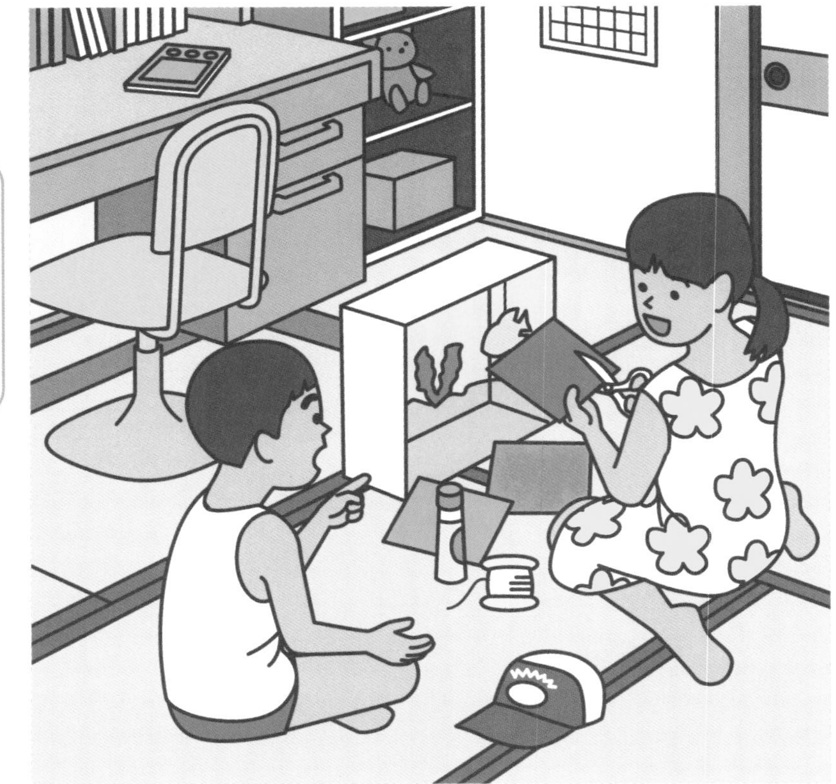

目標時間
2分30秒
目標時間内に見つけた間違いの数
／8個
実測時間
分　秒
最終的に見つけた間違いの数
／8個

昭和の物の値段　鉛筆（1本）｜15円（昭和44年）

※昭和44年の大卒国家公務員の初任給は3万1000円。

Q.
32

食欲の秋

季語・天高し

MINI知識

天高し（てんたかし）：「天高く馬肥ゆる秋」ということわざがあるが、これは「空が澄み渡って晴れ、馬の食欲が増し、肥えてたくましくなる秋」という意味。天が高く見えるのは、空気中の水蒸気が減って、空の透明度が増すため。秋に月が綺麗に見える理由とも関連している。

間違いの数8個

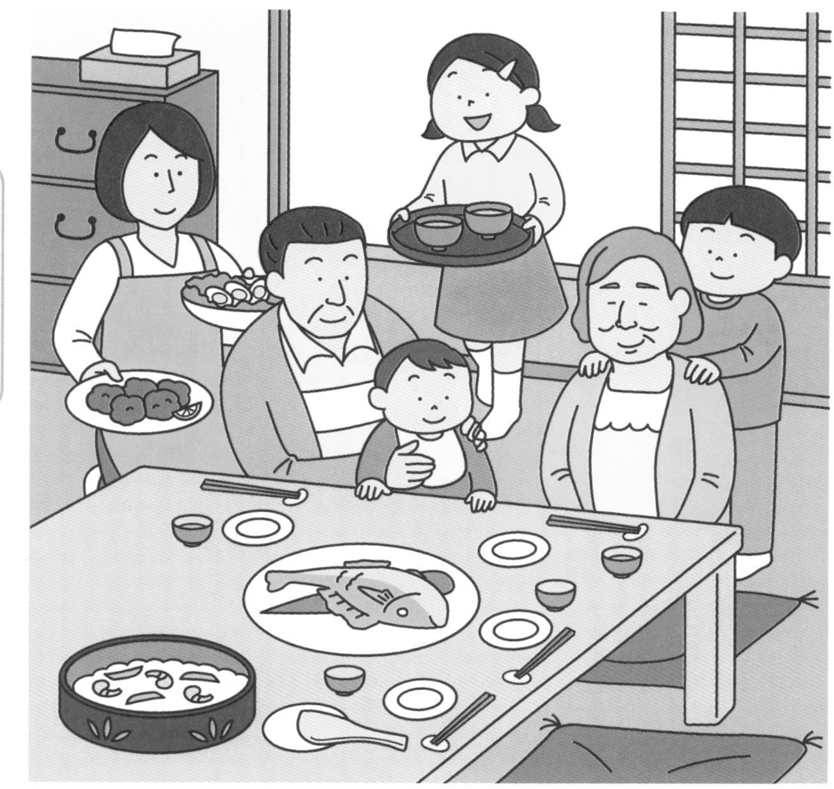

目標時間

2分00秒

目標時間内に
見つけた間違いの数

／8個

実測時間

分　秒

最終的に
見つけた間違いの数

／8個

秋

昭和の物の値段 桐筆筒 ｜ 6万1800円（昭和40年）

※昭和40年の大卒国家公務員の初任給は2万1600円。

Q.
33

季語・秋晴

体育の秋

昭和の物の値段 小学校教員の初任給 | 1万8700円（昭和40年）

※昭和40年の大卒国家公務員の初任給は2万1600円。

間違いの数10個

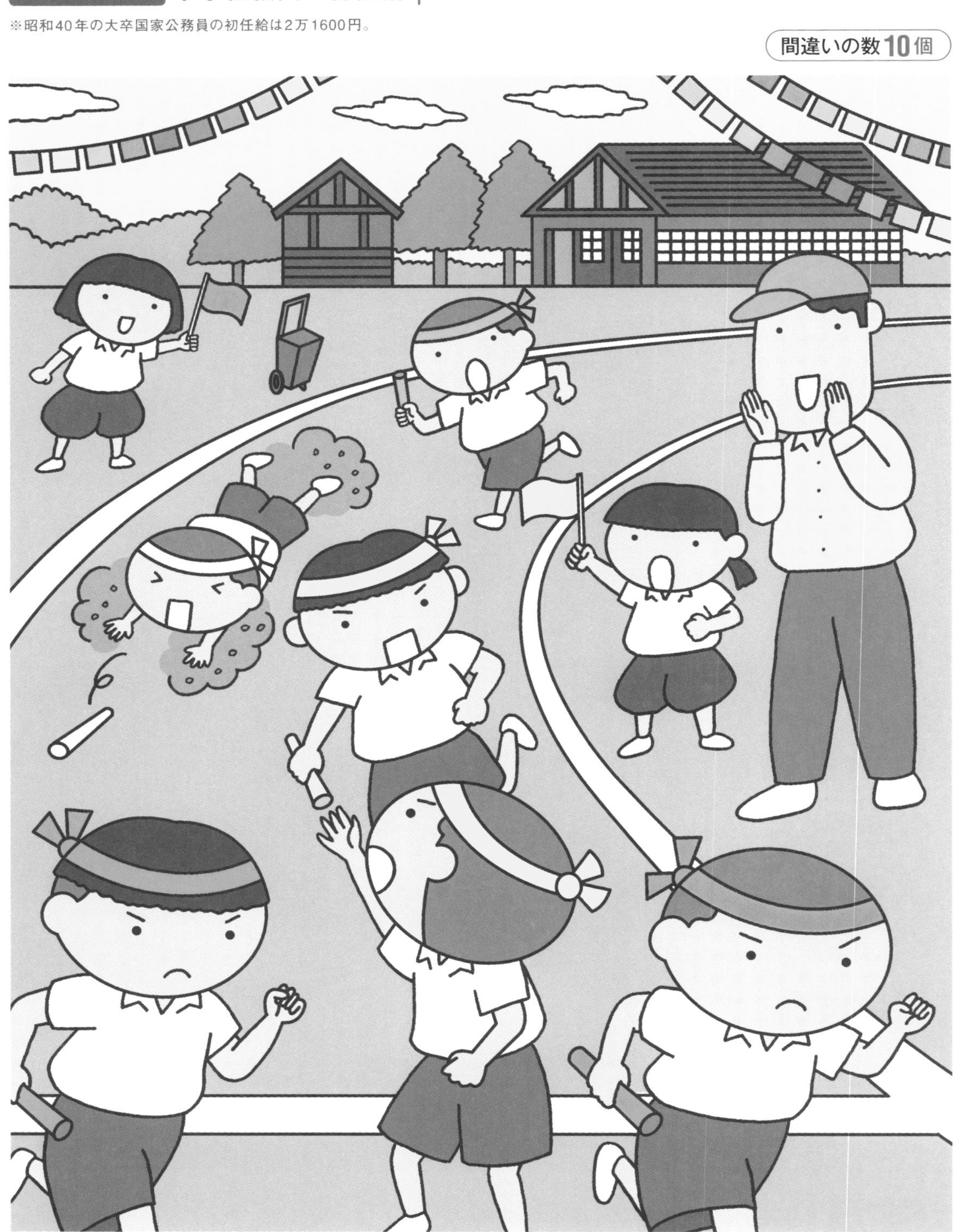

目標時間	目標時間内に見つけた間違いの数	実測時間	最終的に見つけた間違いの数
3分00秒	／10個	分　秒	／10個

MINI知識 秋晴（あきばれ）：雲一つない真っ青な空を表現した季語の「秋晴れ」。晴れの日は四季折々に存在するものの、「秋晴れ」と「冬晴れ」という季語は存在するが、「春晴れ」と「夏晴れ」は存在しない。また秋の空を詠んだ句は昔からあったが、「秋晴れ」が季語になったのは近代に入ってからで、正岡子規が編んだ『春夏秋冬』で採用されたのが最初といわれている。

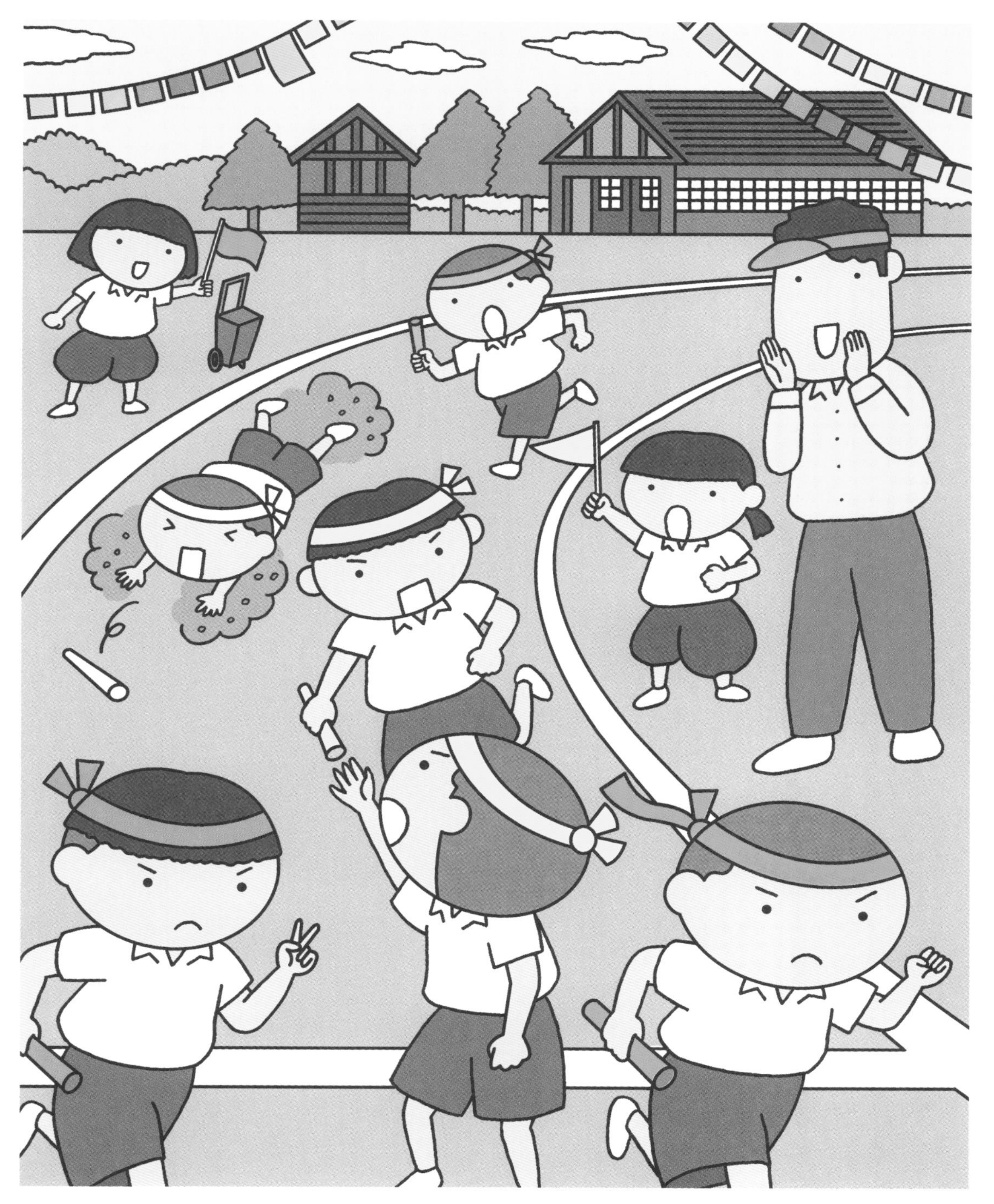

秋

Q.
34

季語・夜長

読書の秋

昭和の物の値段 岩波文庫 | 50円（昭和37年）

※昭和37年の大卒国家公務員の初任給は1万5700円。

間違いの数10個

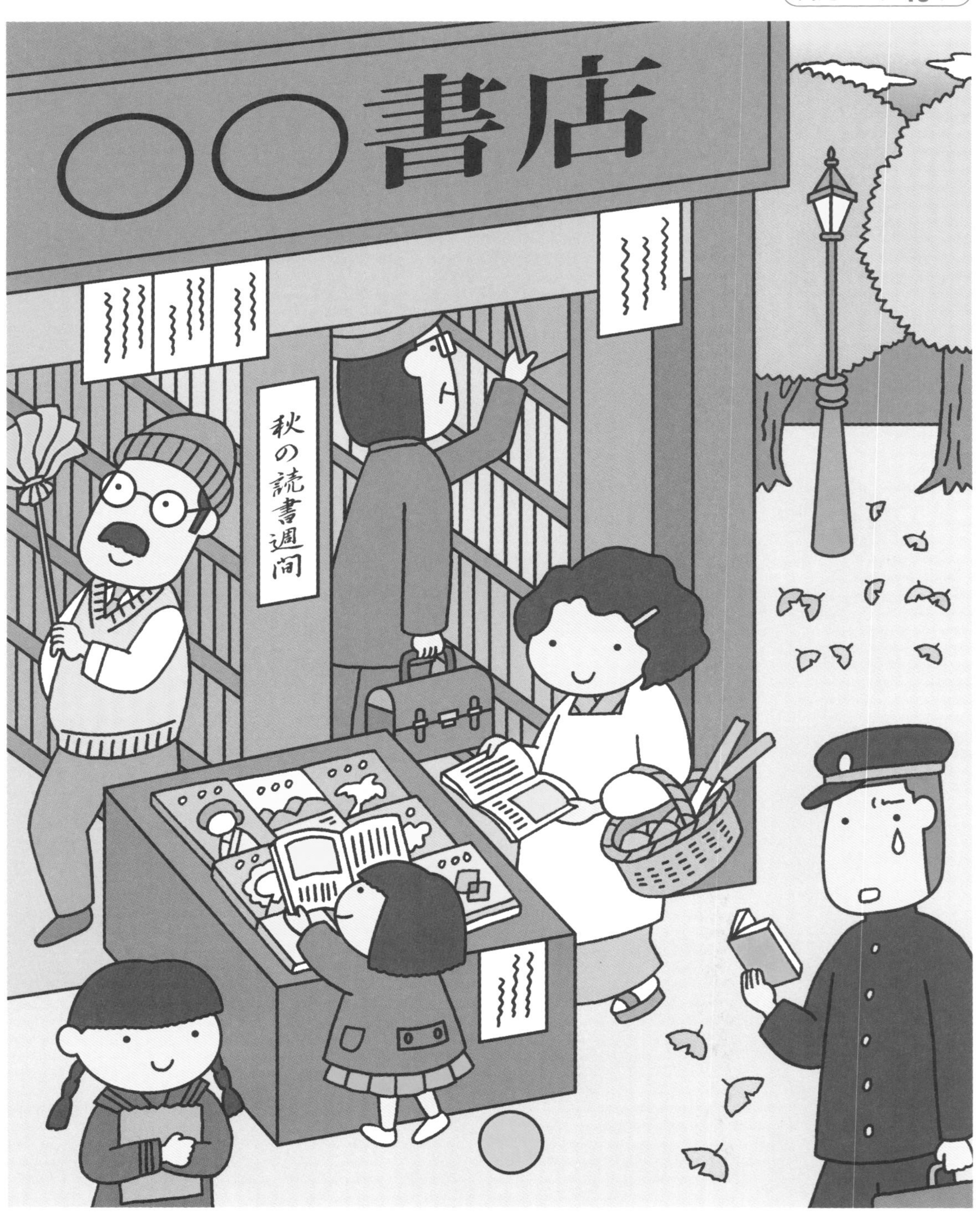

目標時間	目標時間内に見つけた間違いの数	実測時間	最終的に見つけた間違いの数
4分00秒	／10個	分　　秒	／10個

MINI知識 夜長（よなが）：一年で一番夜が長くなるのは冬至の時期。ならば夜長は当然冬の季語なのではと思いきや、実は秋の季語なのだ。これには夜の長さを感じ始めるのは秋分を過ぎてからという理由がある。また読書は一般的な行為だからか、さすがに季語になっていない。しかし静かな秋の夜長は読書にぴったりの時期であることは間違いなく、読書を題材にした秋の句も多くある。

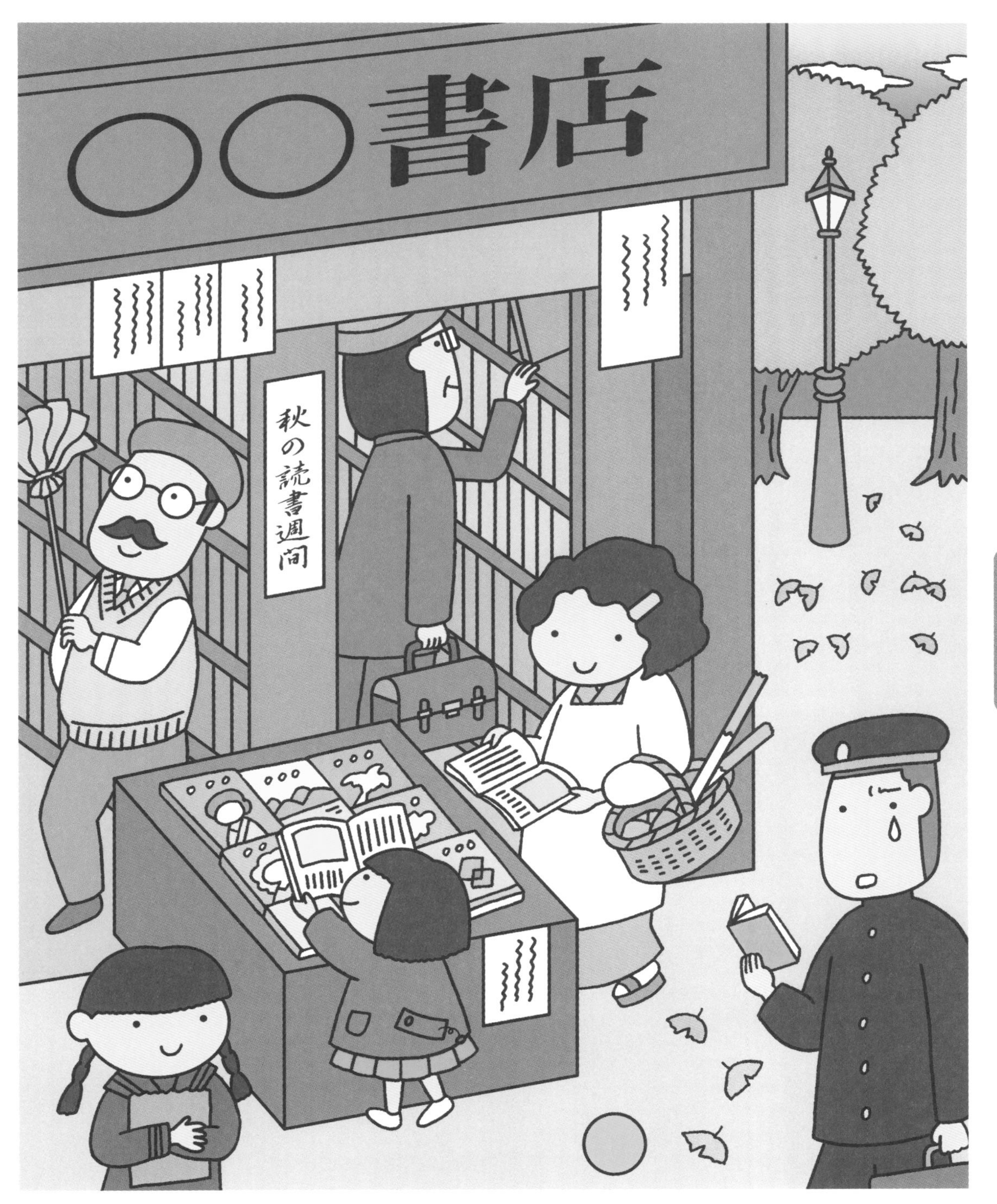

秋

Q.
35

季語・盆

迎え火

昭和の物の値段 弓張提灯 | 1000円（昭和35年）

※昭和35年の大卒国家公務員の初任給は1万800円。

間違いの数10個

目標時間	目標時間内に見つけた間違いの数	実測時間	最終的に見つけた間違いの数
3分00秒	／10個	分　　秒	／10個

MINI知識 盆（ぼん）：8月に行われるお盆は月遅れの盆と呼ばれている。というのも旧暦ではお盆の期間は7月13日から16日。改暦の際に旧暦の明治5年12月3日を、新暦の明治6年1月1日にしたため、実際の季節と日付が一か月ずれてしまったのだ。そして新しい暦ではなく、従来の時季にお盆を合わせたため、月遅れと呼ばれるようになった。

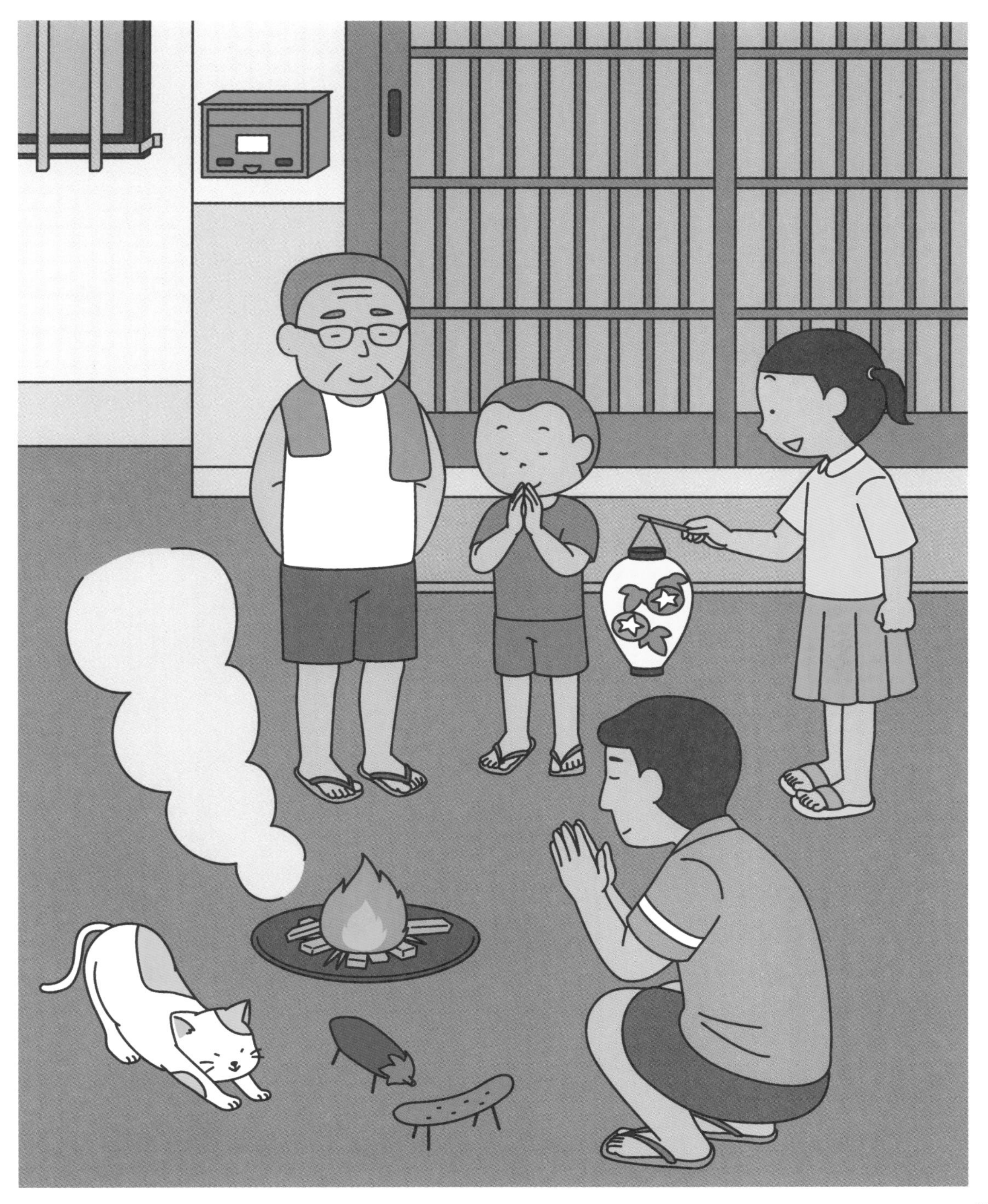

Q. 36

季語・野分

台風対策

昭和の物の値段 鶏肉（100グラム）｜60円（昭和36年）

※昭和36年の大卒国家公務員の初任給は1万4200円。

間違いの数**10**個

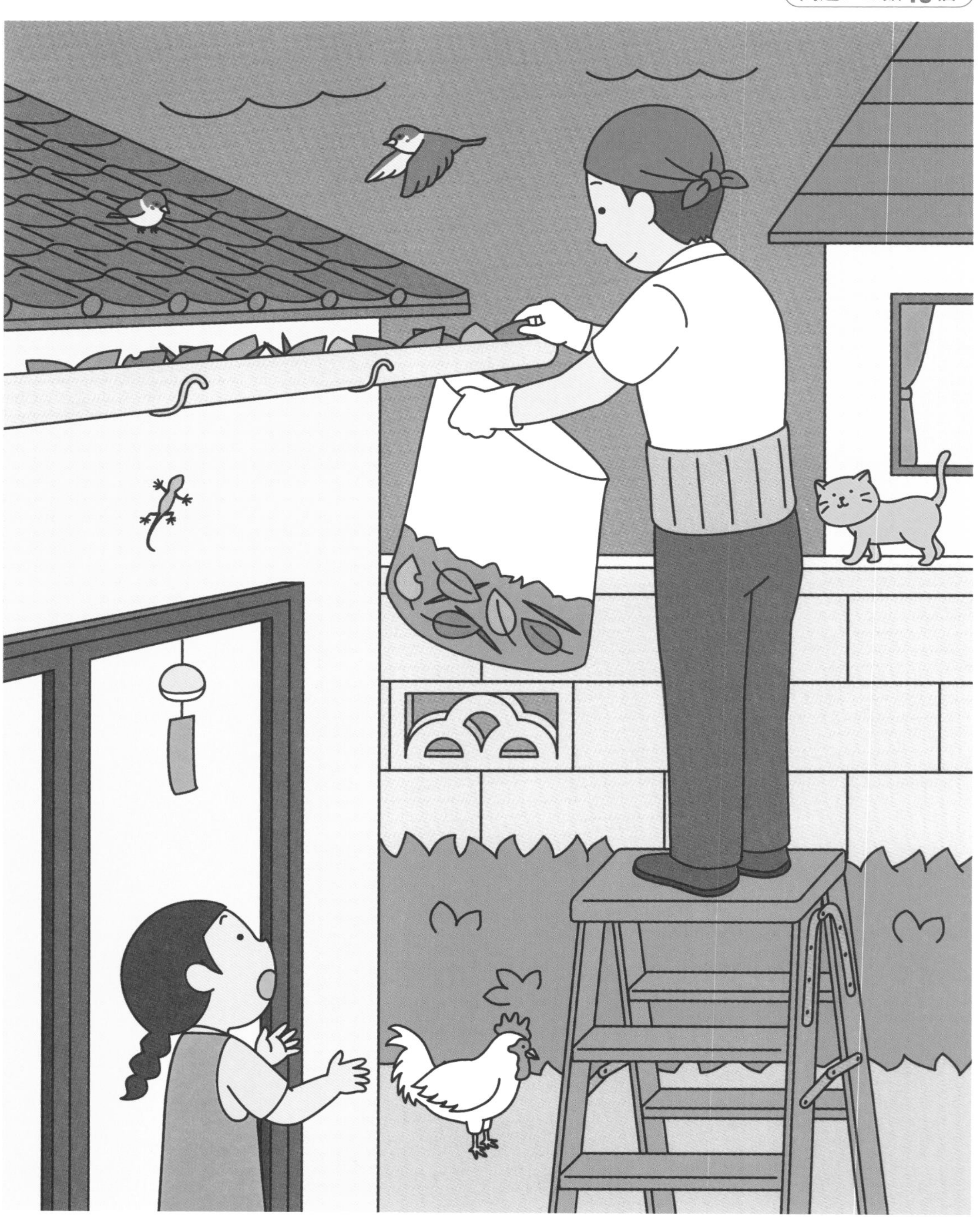

目標時間	目標時間内に見つけた間違いの数	実測時間	最終的に見つけた間違いの数
2分00秒	／10個	分　秒	／10個

MINI知識 野分（のわき）：あまり普段使いされないためピンとこない人もいるかもしれないが、「野分」とは台風のこと。「野の草を分けて吹く風」が由来とされる。台風というのは明治末期に誕生した歴史的には新しい言葉で、台風という言葉が入った俳句は多くない。また野分を使った句には暴風雨が襲来する様子よりも、去った後の荒涼とした景色を詠んだ句が多い傾向にある。

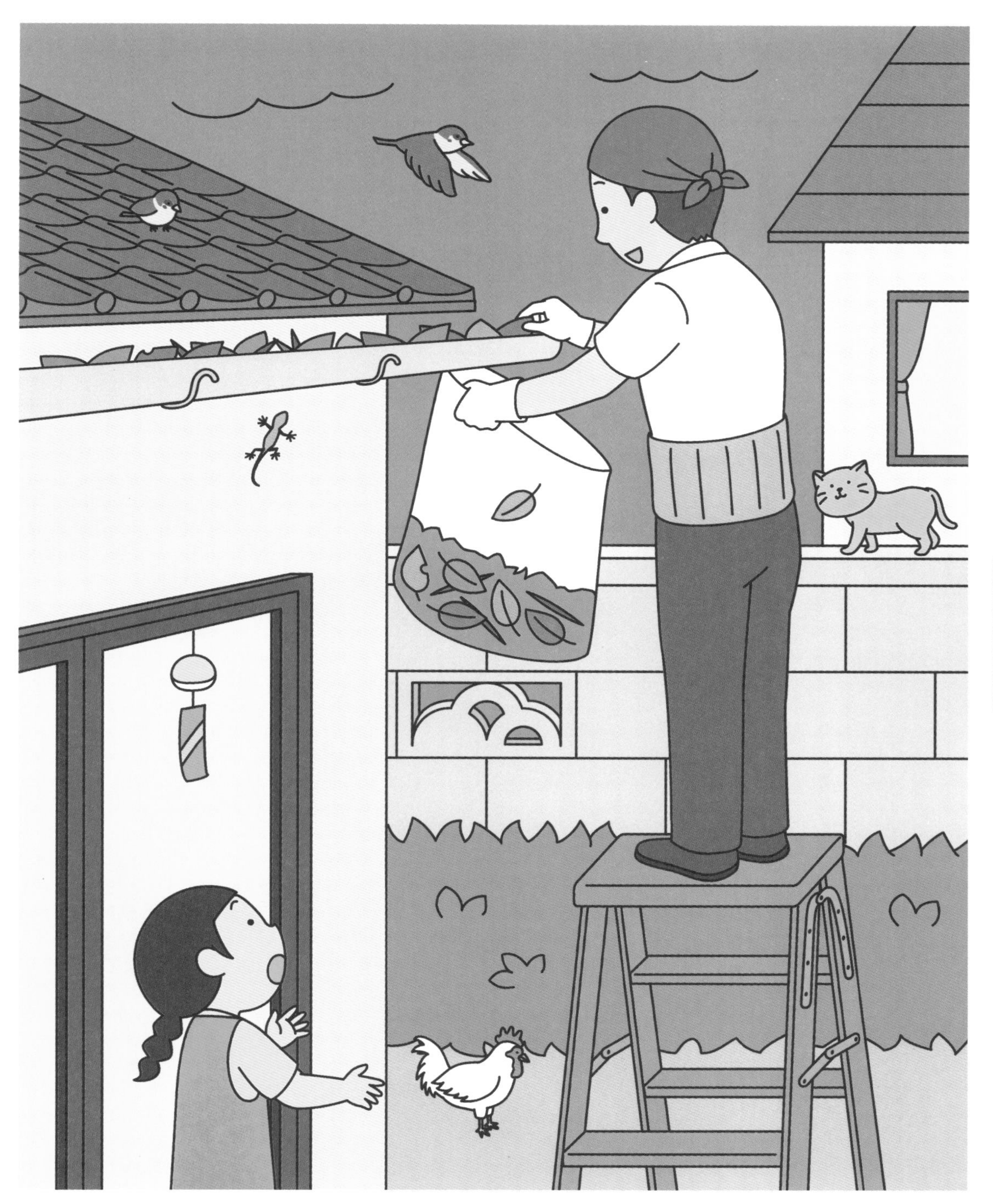

秋

Q.
37

季語・月見

中秋の名月

昭和の物の値段 ビール（大びん1本）｜125円（昭和29年）

※昭和29年の大卒国家公務員の初任給は8700円。

間違いの数10個

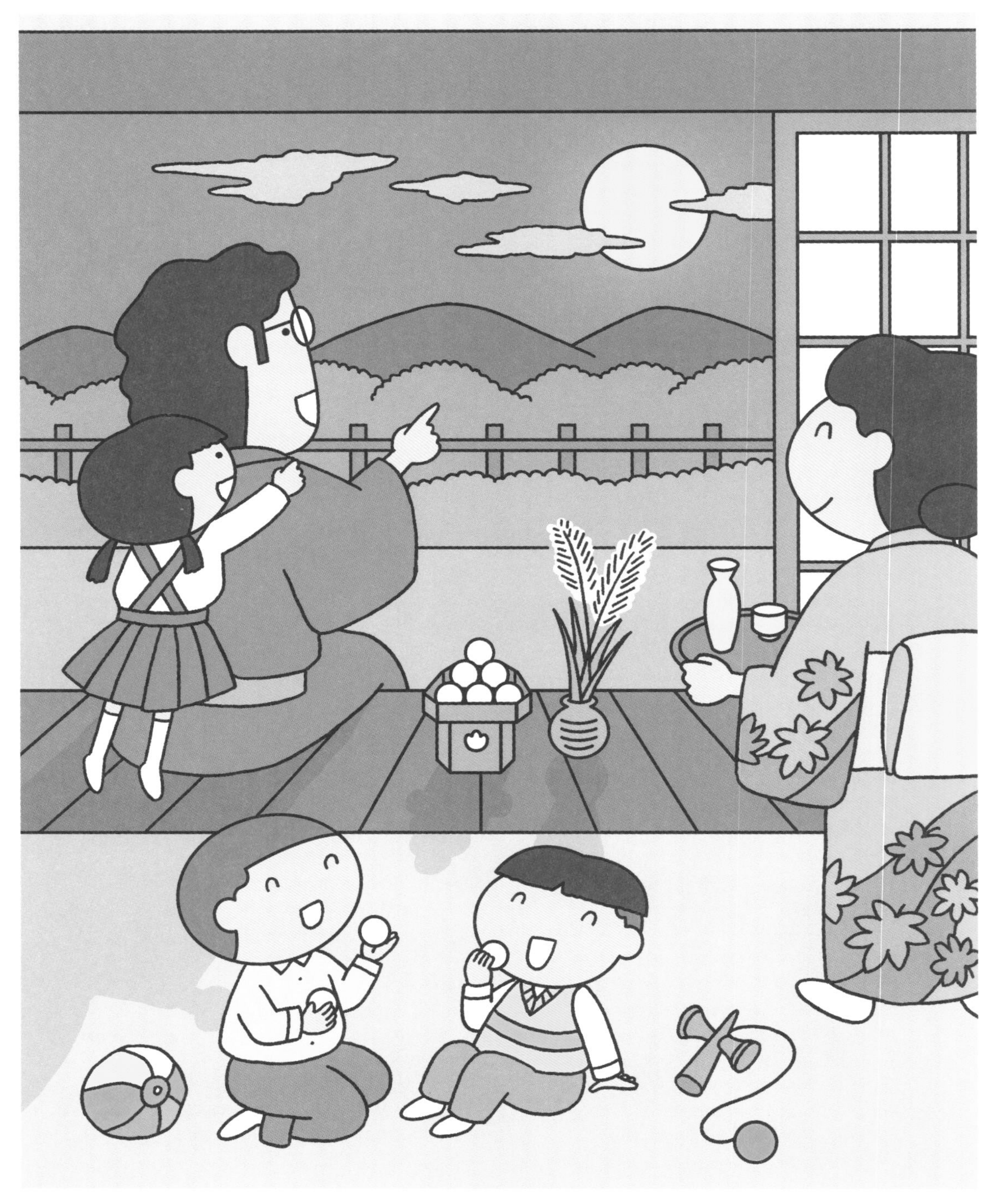

目標時間	目標時間内に見つけた間違いの数	実測時間	最終的に見つけた間違いの数
2分00秒	／10個	分　秒	／10個

MINI知識 月見（つきみ）：季語で使われる月見は旧暦で8月15日の中秋の名月を見ることを指す。十五夜というのもこの旧暦が由来なので、現在の暦ではいつが名月になるかは年によって異なる。そのため、名月が9月になることもあれば10月になる年も。秋に月がきれいに見える理由は冬に比べて月が地上に近く、空気も乾燥しているため春や夏よりも月の光が輝いて見えるから。

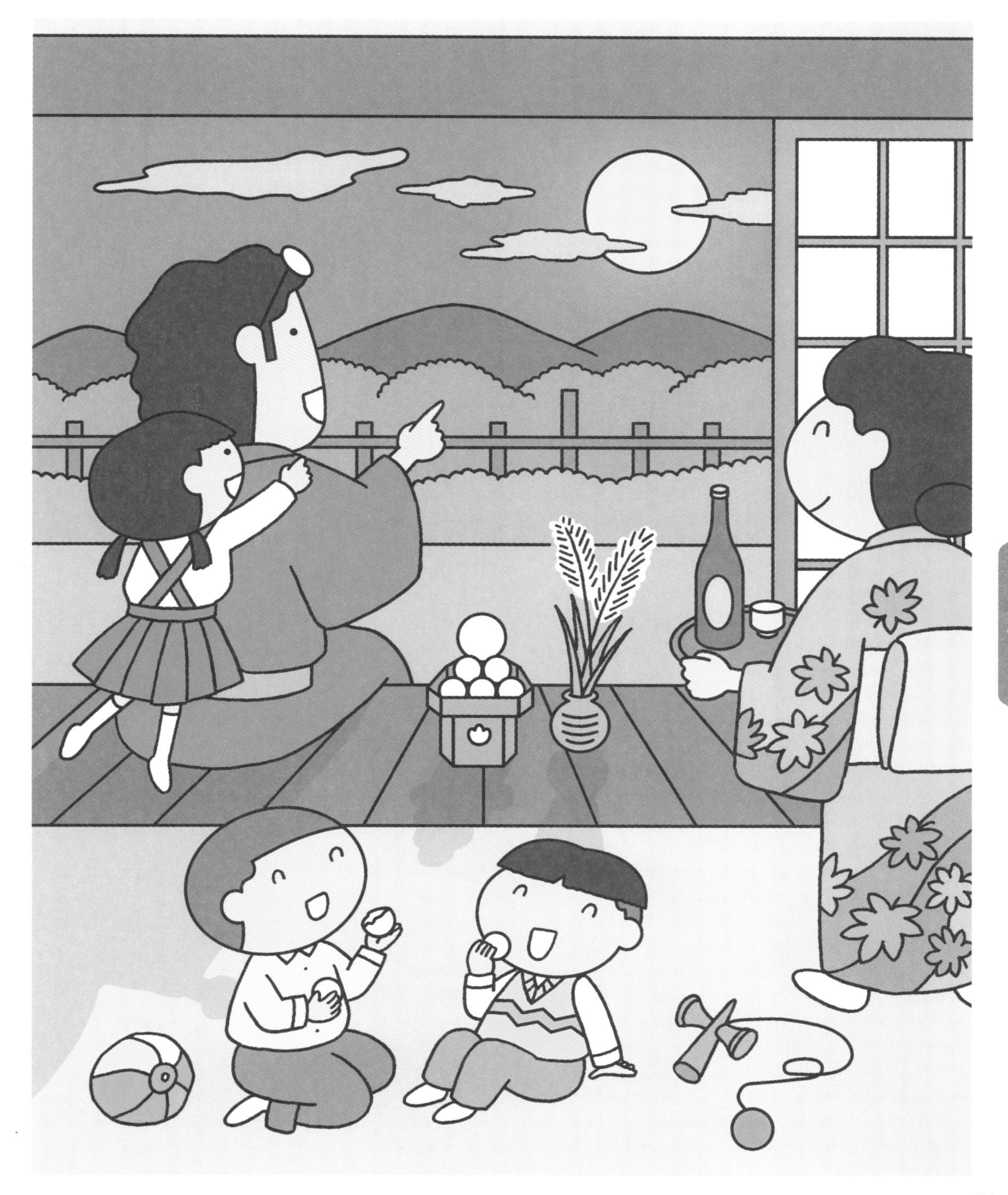

Q. 38

季語・相撲

広場で相撲

昭和の物の値段 大相撲の観覧料（枡席　大人１名） | 900円（昭和30年）

※昭和29年の大卒国家公務員の初任給は8700円。

間違いの数**10**個

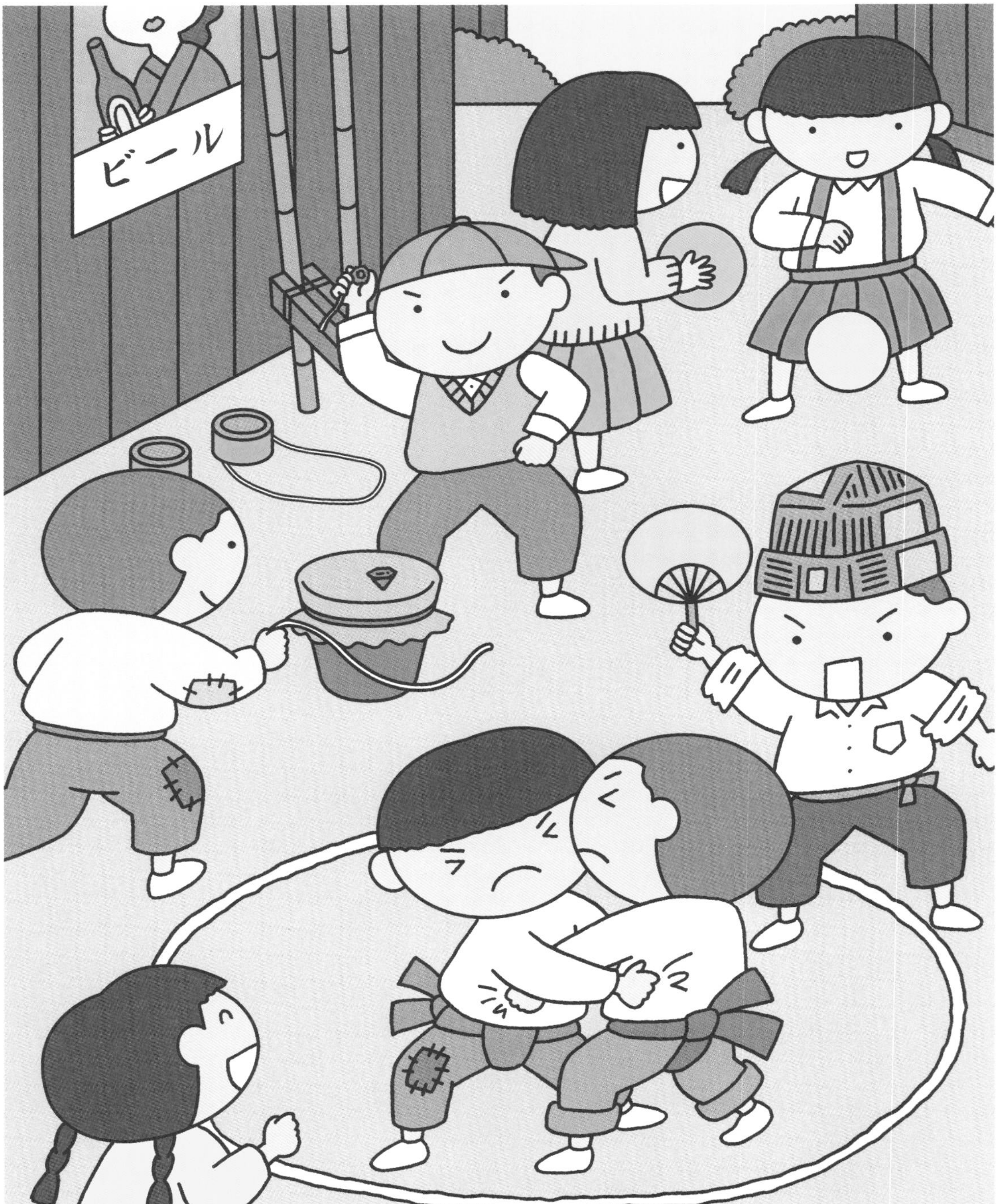

目標時間	目標時間内に見つけた間違いの数	実測時間	最終的に見つけた間違いの数
3分00秒	／10個	分　　秒	／10個

MINI知識 相撲（すもう）：年6回、季節に関係なく行われている相撲だが秋の季語になっている。これはTVなどで中継される「大相撲」とは別の、神事としての相撲に由来しているから。もともと相撲は宮中で初秋に行われ、勝負の内容によってその年の豊凶を占ったもの。とはいえ神事とは関係ない子供の遊びの草相撲を詠んだ句でも便宜上は秋の句という事になる。

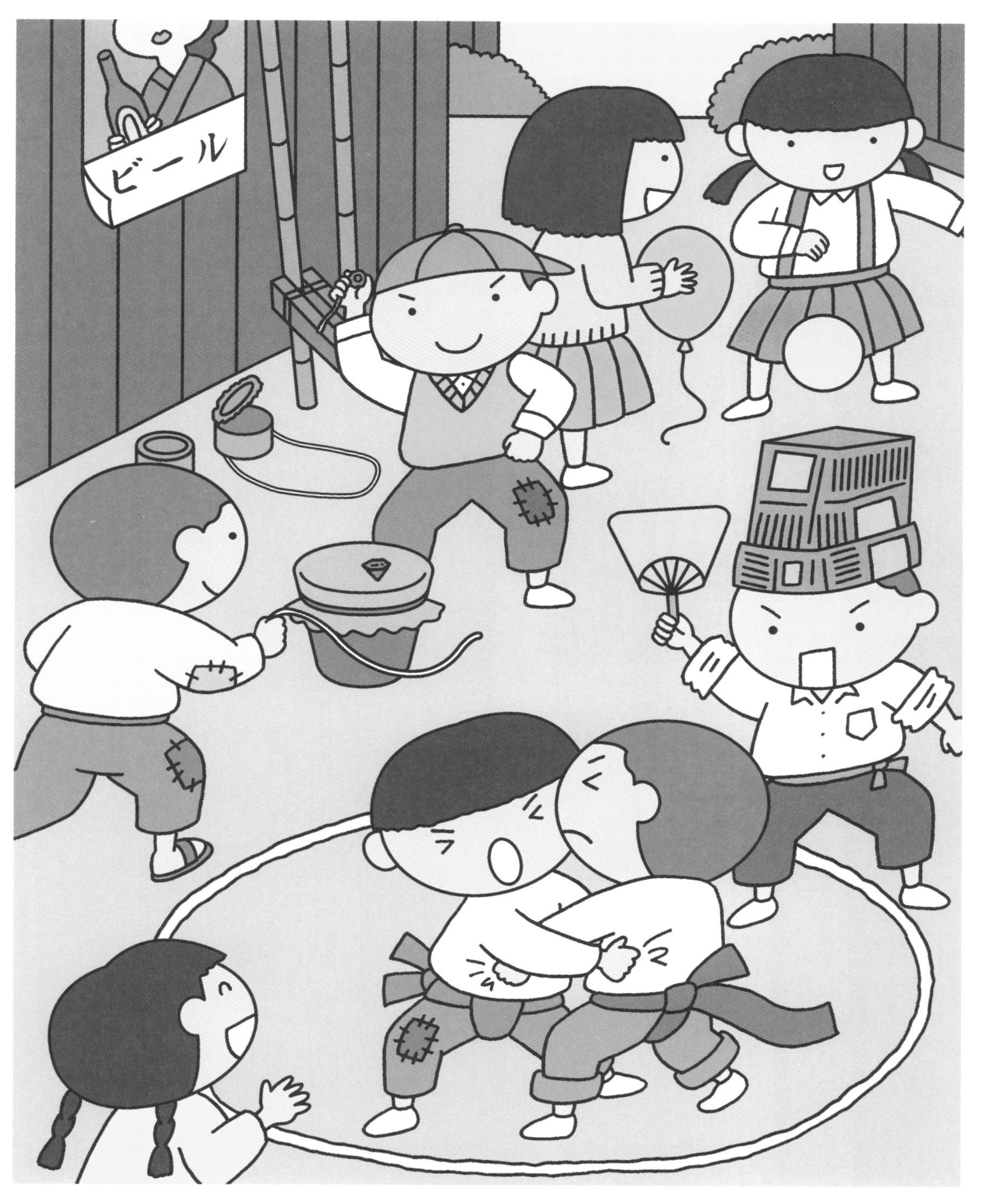

Q.
39

季語・稲刈り

家族総出で稲刈り

昭和の物の値段 **白米（10kg）** | 1520円（昭和43年）

※昭和42年の大卒国家公務員の初任給は2万5200円。

間違いの数**15**個

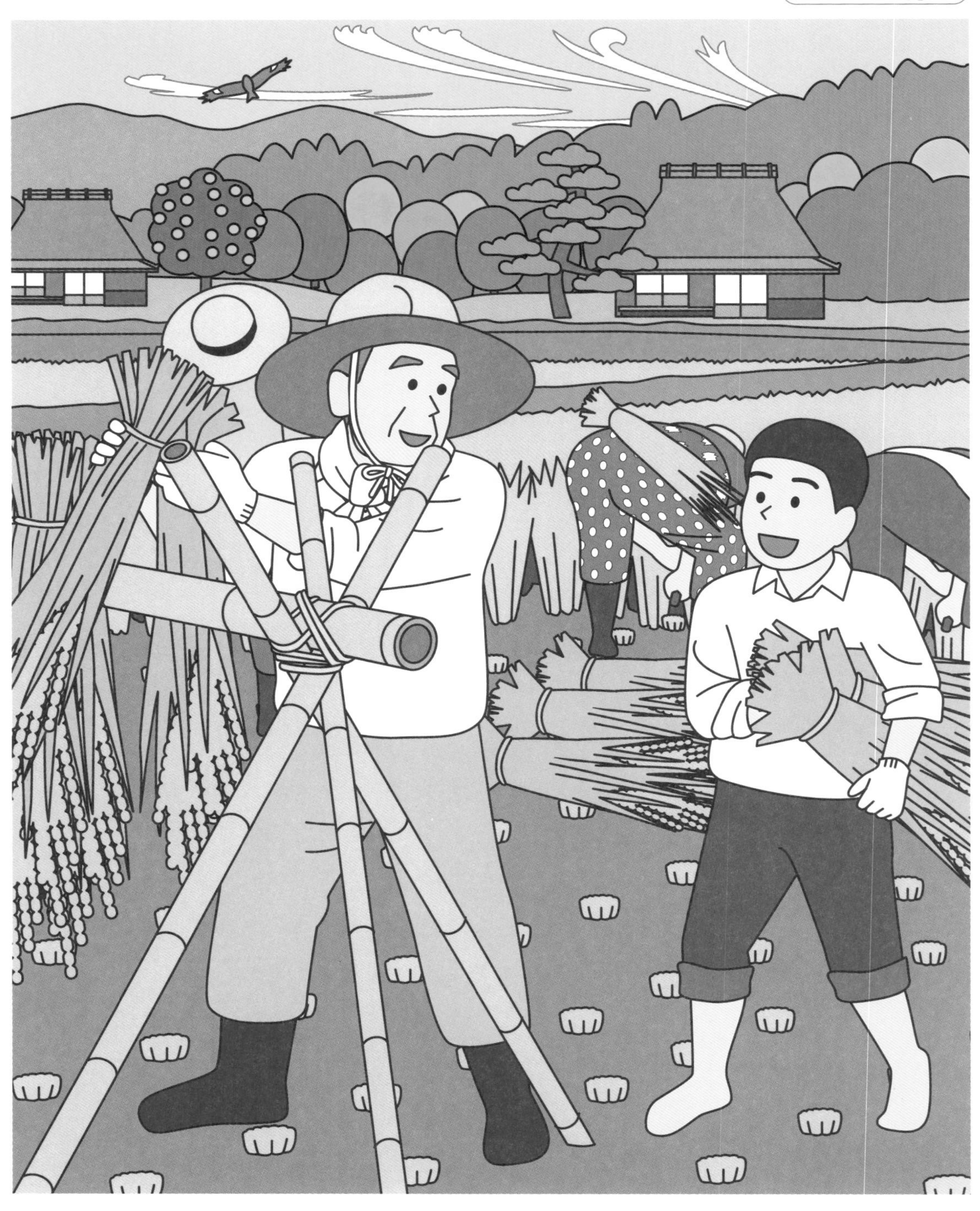

目標時間	目標時間内に見つけた間違いの数	実測時間	最終的に見つけた間違いの数
5分30秒	／15個	分　秒	／15個

MINI知識 稲刈り（いねかり）：現代の稲刈りで欠かせないのがコンバイン。英語で同時に行うという意味の“combine”が語源となっており、その名の通り、稲を刈り取る、脱穀する、米とゴミを選別するという三つの作業を同時に行える。元々は欧米のものを輸入していたが日本の水田にはあまり合っておらず、昭和42年に井関農機による初の国産コンバインが誕生した。

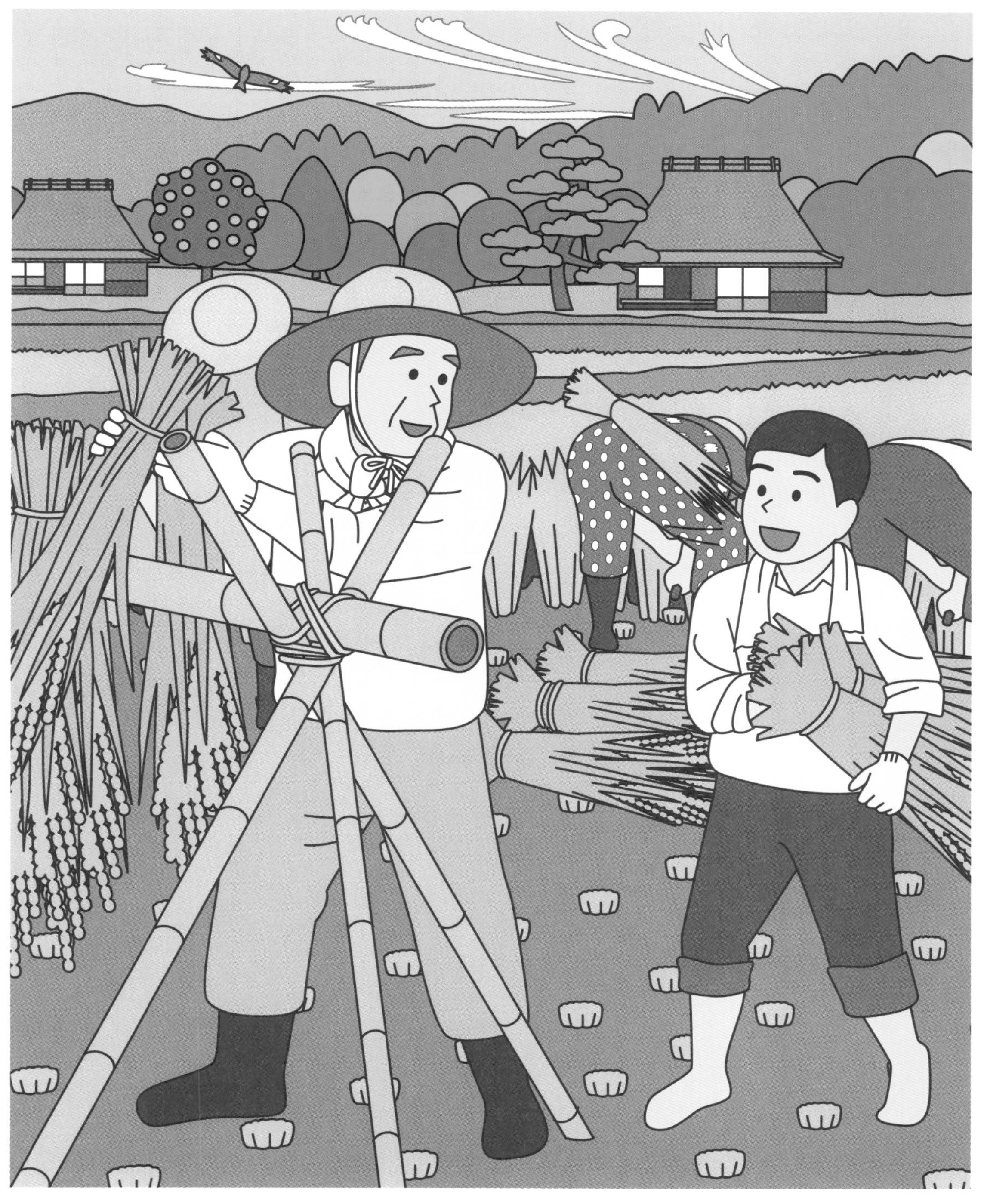

秋

Q.
40

季語・紅葉

紅葉狩り

昭和の物の値段 **フィルム** | 190円（昭和27年）

※昭和27年の大卒国家公務員の初任給は7650円。

間違いの数 **15** 個

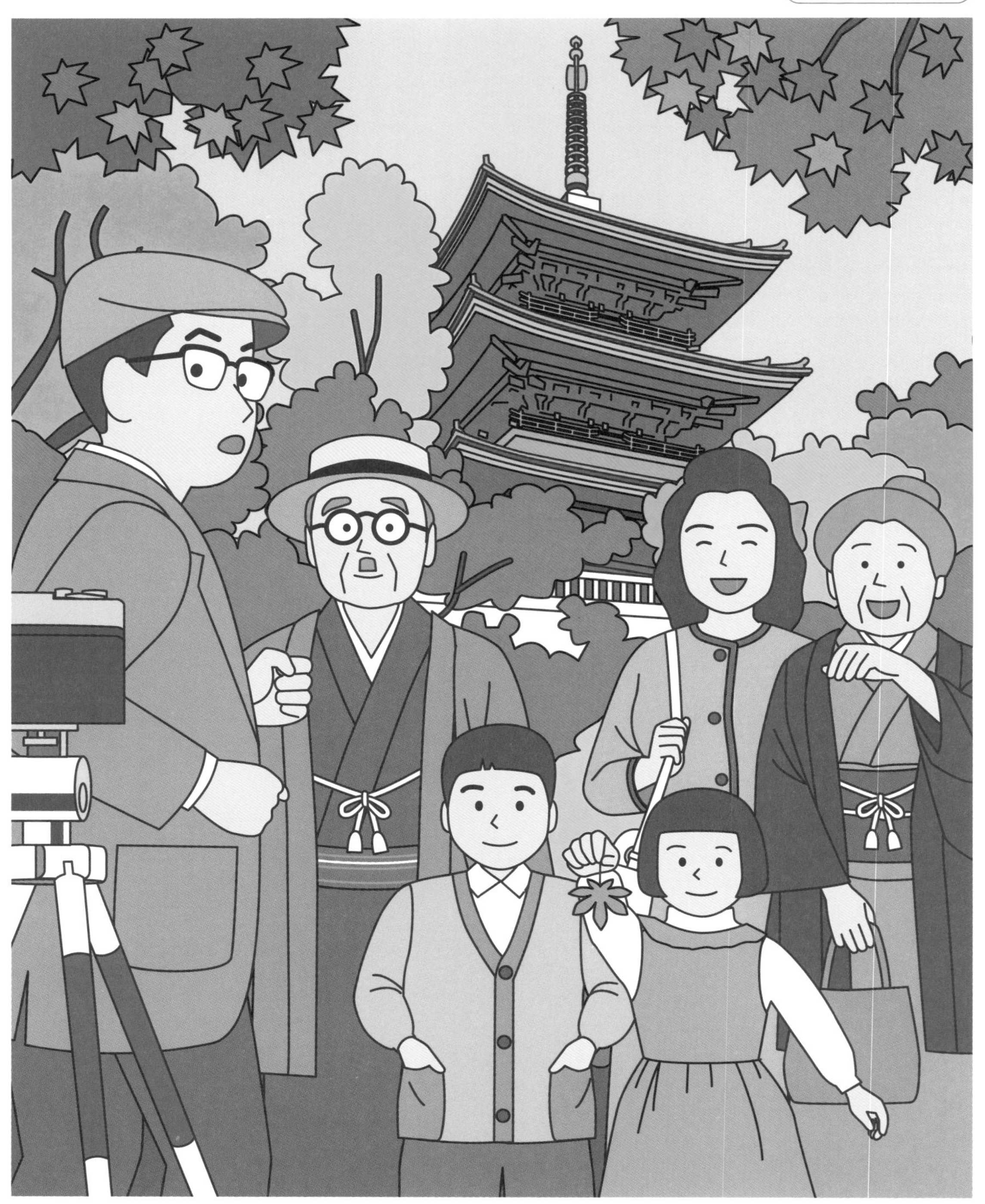

目標時間	目標時間内に見つけた間違いの数	実測時間	最終的に見つけた間違いの数
6分30秒	／15個	分　　秒	／15個

MINI知識 紅葉（もみじ）：植物の葉が緑なのは光合成をするため。しかし秋になると気温の低下や日照時間の短縮により、光合成で得られるエネルギーが減少するため植物は自ら葉を落そうとする。その過程でアントシアニンを生成することで、葉の色が赤くなるのだ。紅葉に関連する季語は多く、「薄紅葉」「照葉」など表現の言い換えから、「楓」や「桜紅葉」など木の種類に触れたものもある。

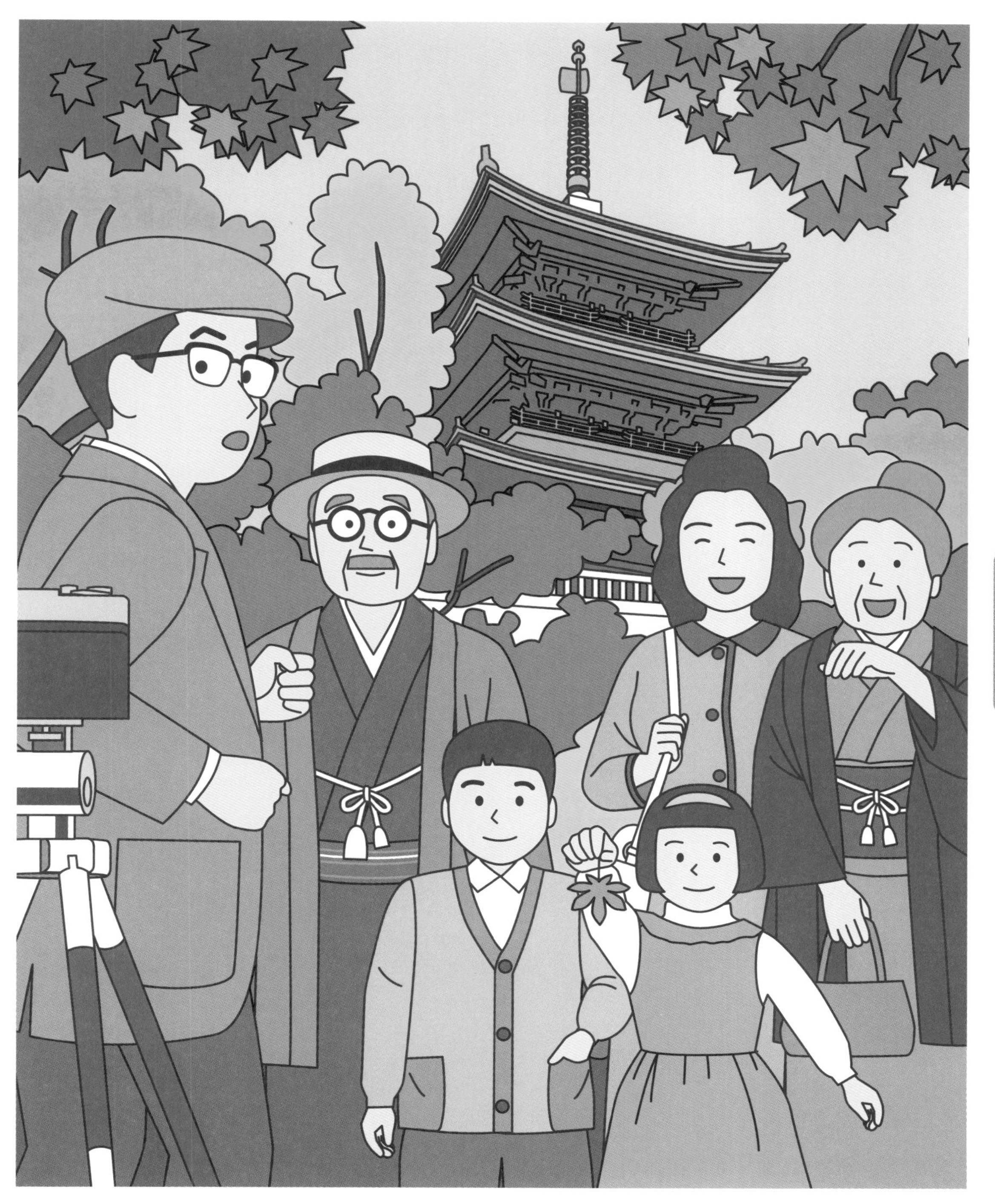

間違いの数8個

Q.41

小春日和

季語・小春

MINI知識

小春（こはる）：小春とは冬に向かって寒さが厳しくなる中に訪れる、比較的穏やかな晴天が続き春を思わせる気候を指す言葉。つまり春ではなく冬の季語なのだ。ちなみに英語では小春日和に相当する言葉に、インディアン・サマーというものがある。似た言葉は世界各国にあり、ロシア語では「バービエ・レータ（婦人の夏）」となる。

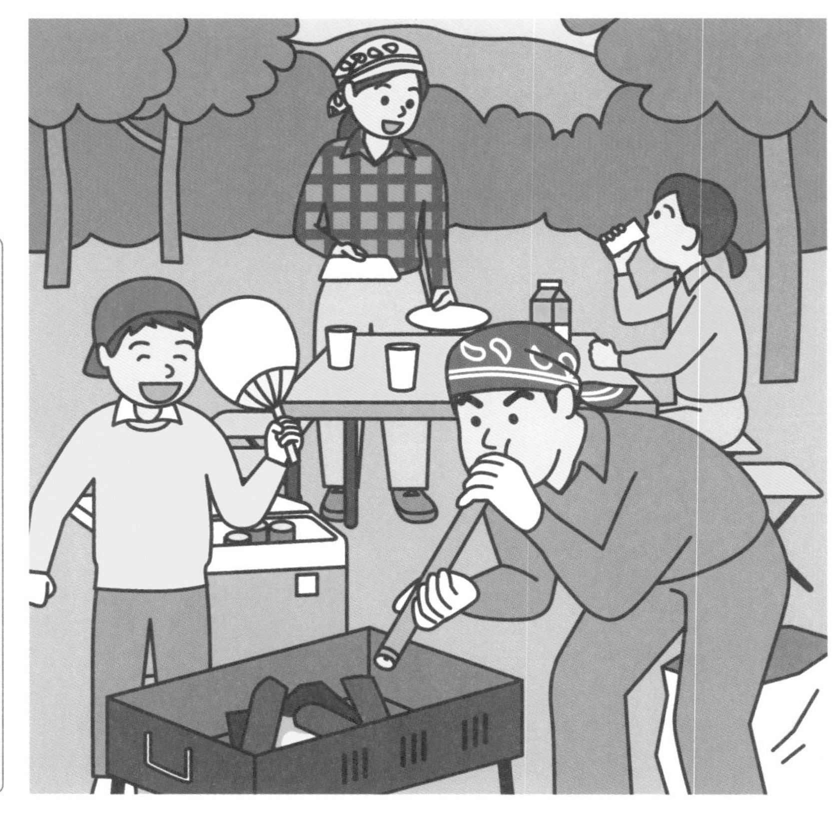

目標時間
2分00秒
目標時間内に見つけた間違いの数
／8個
実測時間
分　秒
最終的に見つけた間違いの数
／8個

昭和の物の値段 炭（15kg）｜315円（昭和27年）

※昭和27年の大卒国家公務員の初任給は7650円。

間違いの数8個

Q.42

一陽来復

季語・冬至

MINI知識 冬至（とうじ）：二十四節季の一つで毎年12月22日前後は「冬至」になる。一年で一番昼が短い日で、この日を境に日中の時間が長くなっていくので、「一陽来復」とも呼ばれる。冬至にはゆず湯に入るのが定番だが、冬のゆずは香りが強いため厄払いの効果があると考えられている。

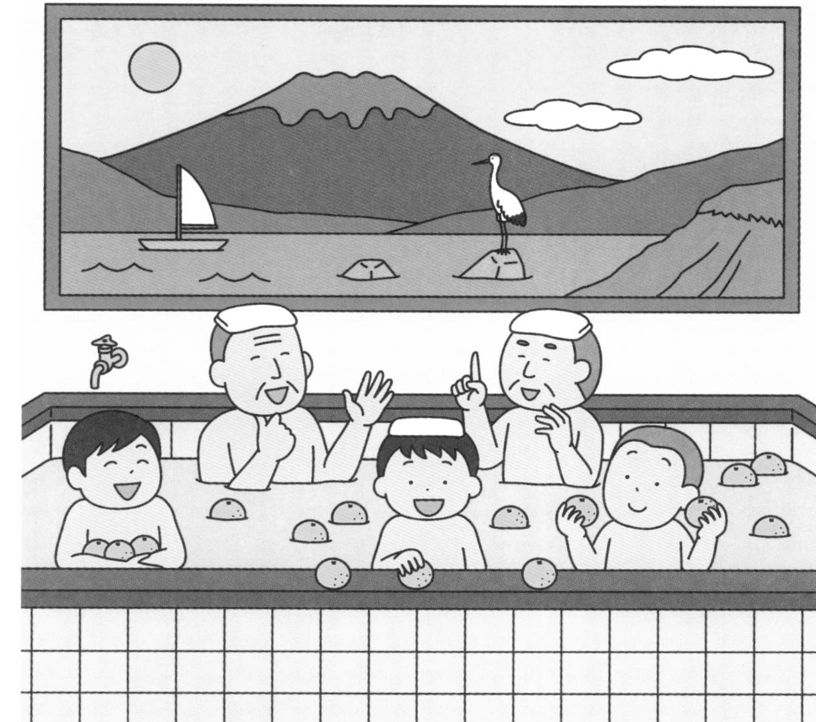

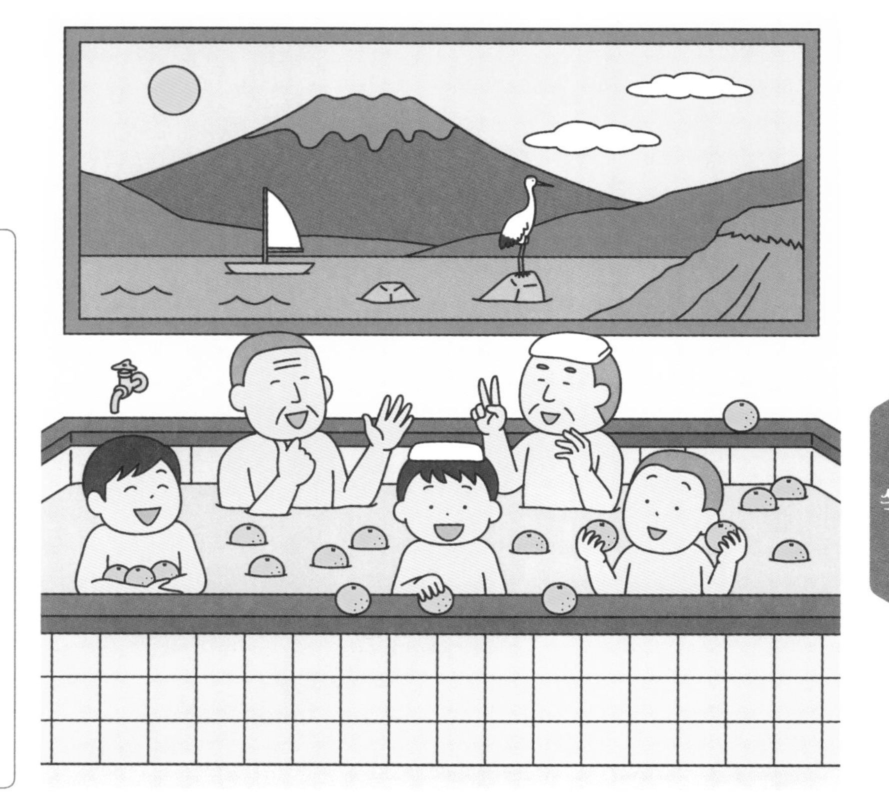

目標時間
1分30秒
目標時間内に見つけた間違いの数
／8個
実測時間
分　秒
最終的に見つけた間違いの数
／8個

冬

昭和の物の値段 入浴料 ｜ 35円（昭和44年）

※昭和44年の大卒国家公務員の初任給は3万1000円。

Q. 43

季語・冬晴れ

照り返しがまぶしい白銀のゲレンデ

昭和の物の値段 山小屋宿泊料金 ｜ 1430円（昭和45年）

※昭和45年の大卒国家公務員の初任給は3万6100円。

間違いの数10個

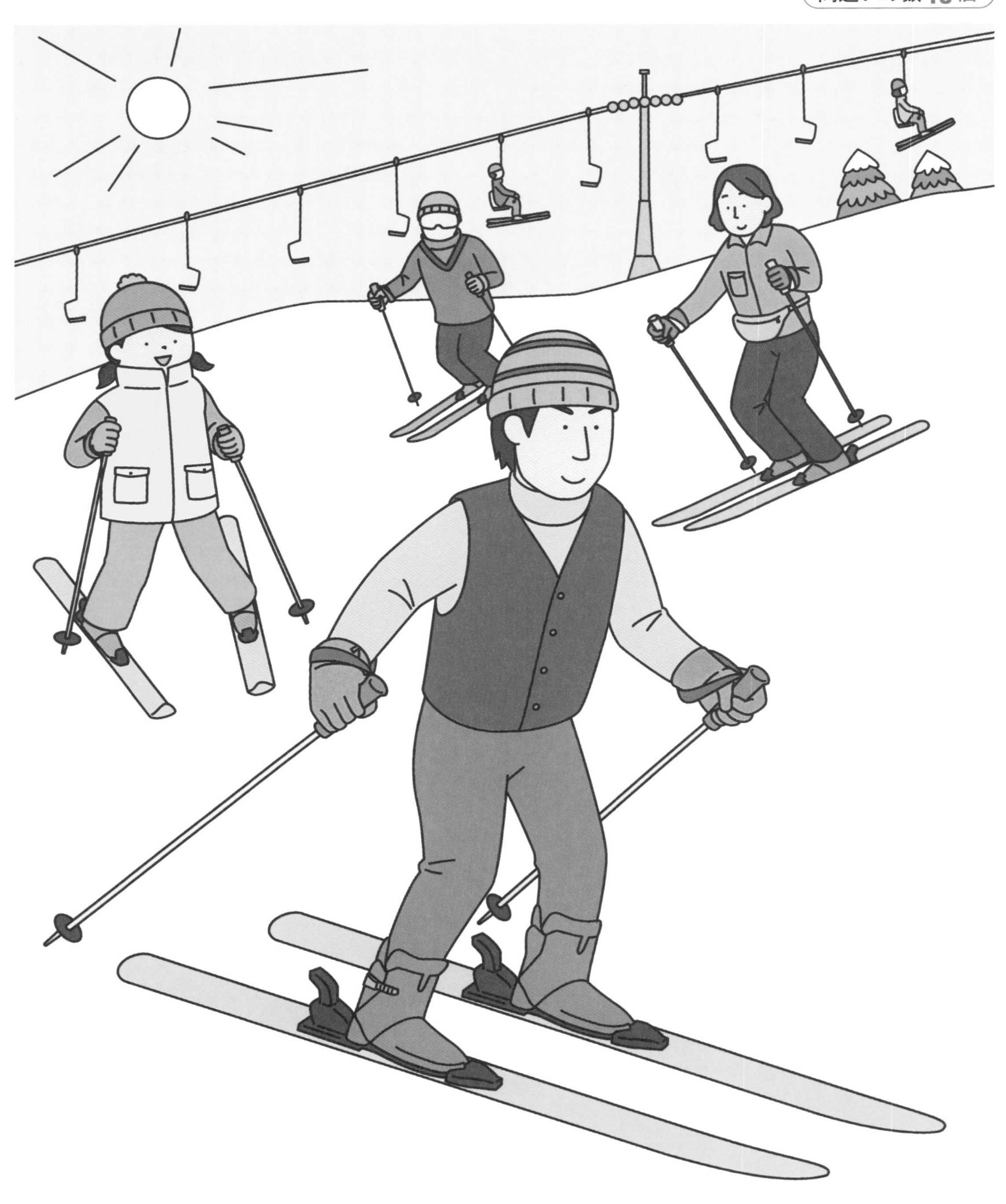

目標時間	目標時間内に見つけた間違いの数	実測時間	最終的に見つけた間違いの数
4分00秒	／10個	分　　秒	／10個

MINI知識 冬晴れ（ふゆばれ）：空気が乾燥しているため、他の季節よりも空が澄み渡って見える「冬晴れ」。冬は西高東低の気圧配置になることが多く、高気圧の西から低気圧の東にかけて季節風が吹くのだが、日本列島には中央に山脈があるので日本海側に雪を降らせる一方で、太平洋側には乾燥した風が吹き渡る。そのため太平洋側の地域は冬は晴れることが多いのだ。

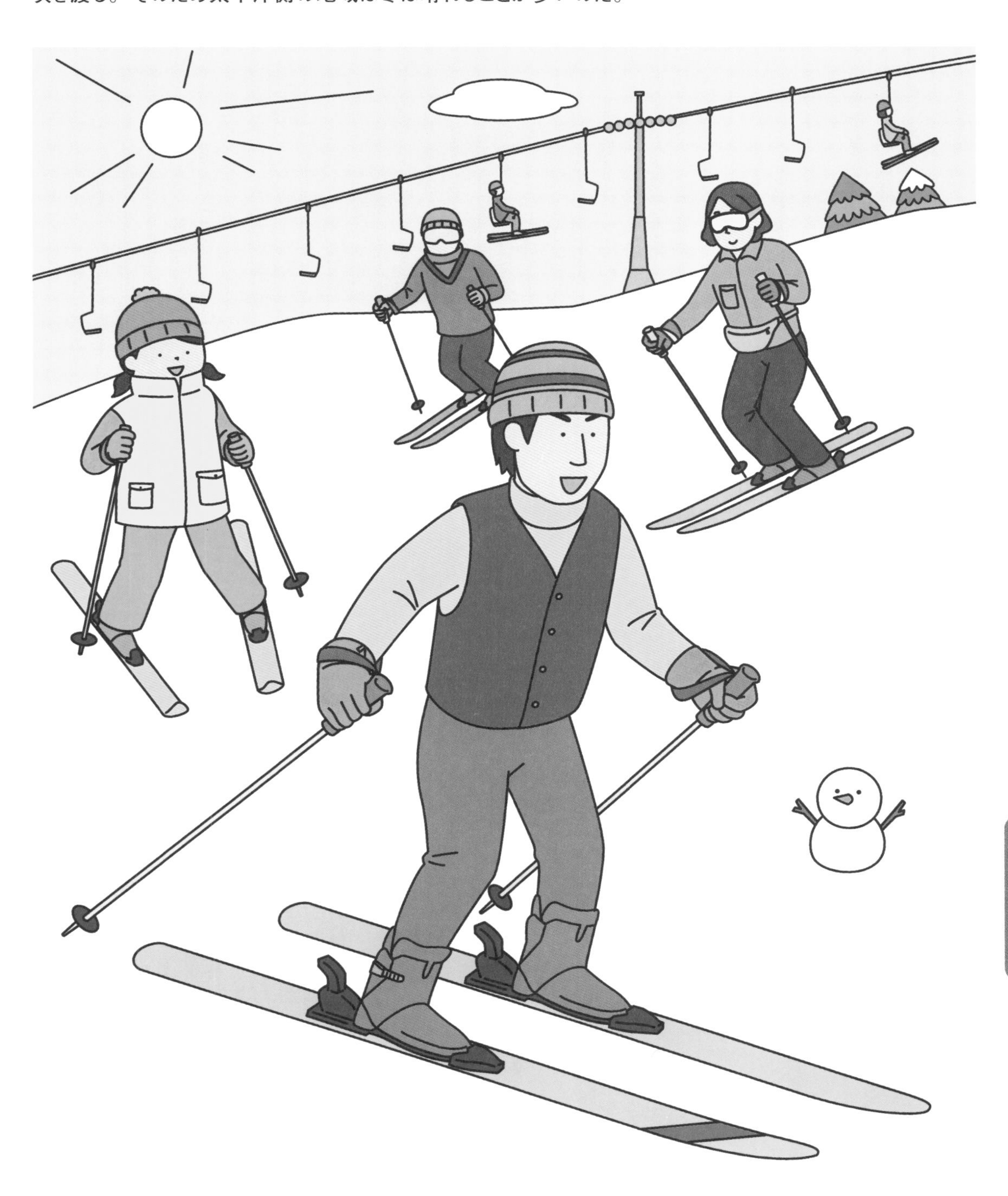

冬

Q.
44

季語・七五三

健やかな成長を祝って

昭和の物の値段 写真撮影料（名刺判）｜500円（昭和42年）

※昭和42年の大卒国家公務員の初任給は2万5200円。

間違いの数 **10** 個

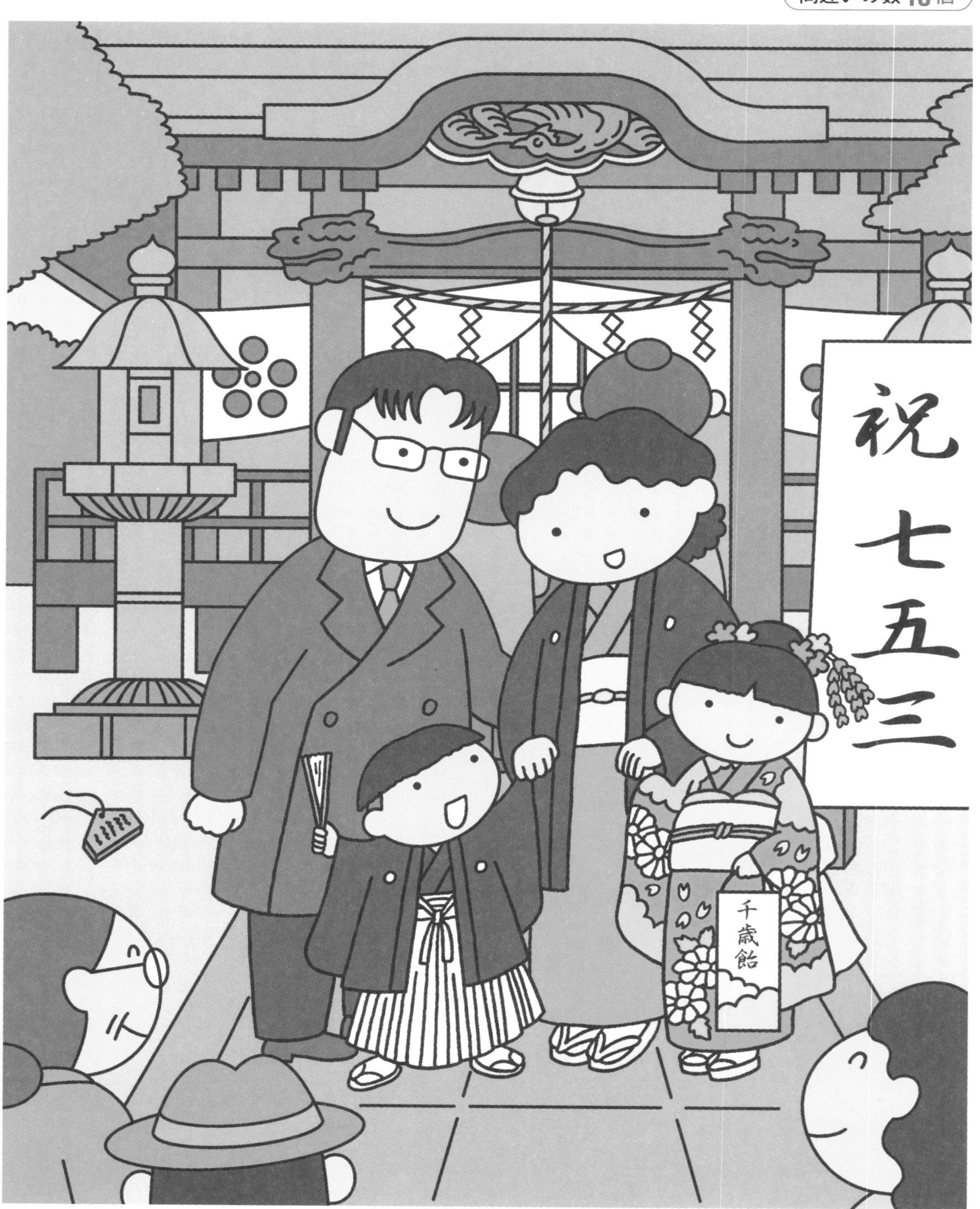

目標時間	目標時間内に見つけた間違いの数	実測時間	最終的に見つけた間違いの数
3分30秒	/10個	分　秒	/10個

MINI知識 七五三（しちごさん）：毎年11月15日に子供の健やかな成長を祝って、神社に参拝する七五三。3歳の時には男女ともに祝うが、その後は男子は5歳、女子は7歳の時に祝う。定番となるのが千歳飴で、子供の成長を願って細く長い形になっているが、その長さゆえに一度に食べきるのはなかなか大変なのだ。

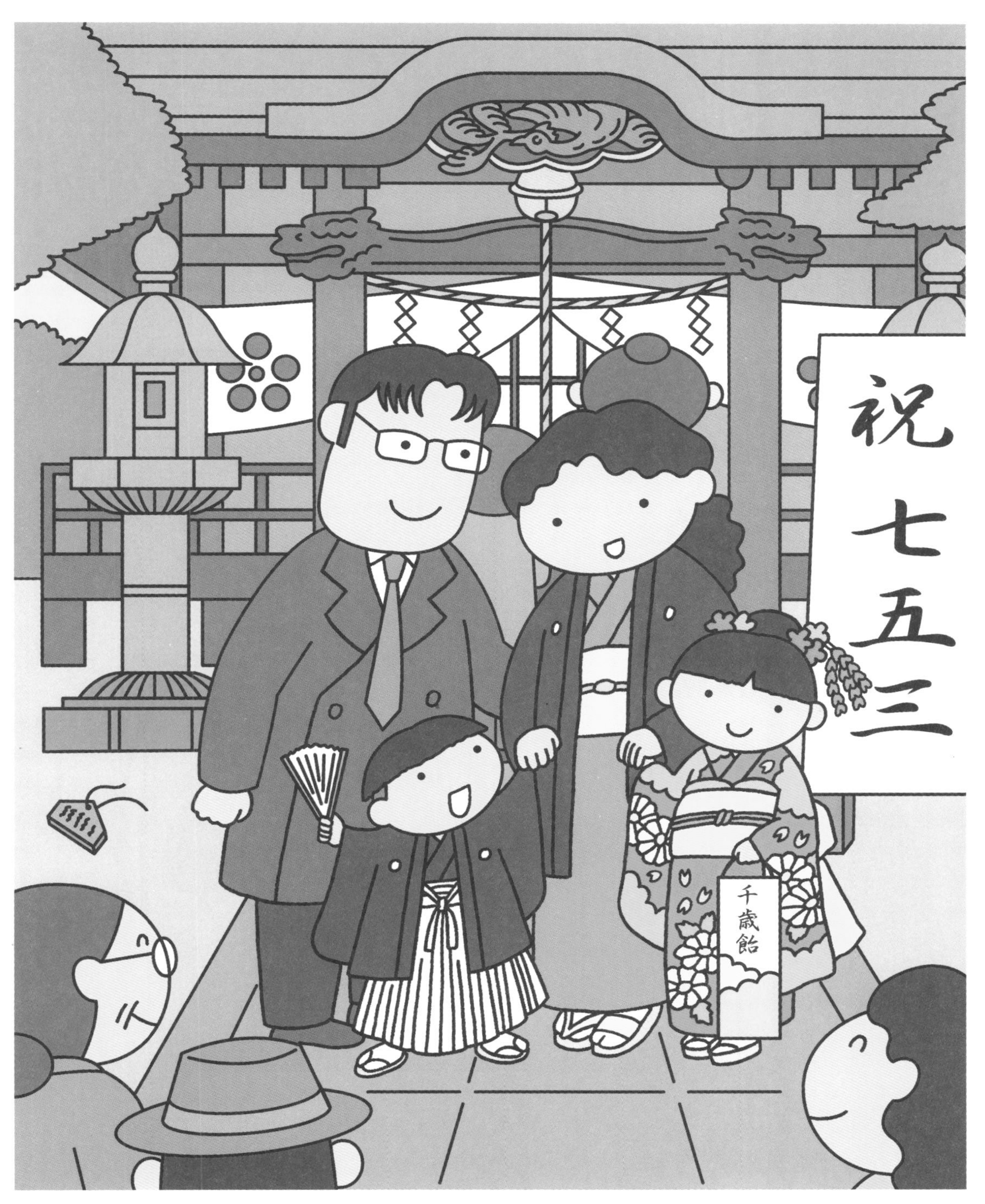

冬

Q. 45

季語・冬夜

冬の夜に遊ぼう

昭和の物の値段 ろうそく(1箱40本入) | 120円(昭和45年)

※昭和45年の大卒国家公務員の初任給は3万6100円。

間違いの数10個

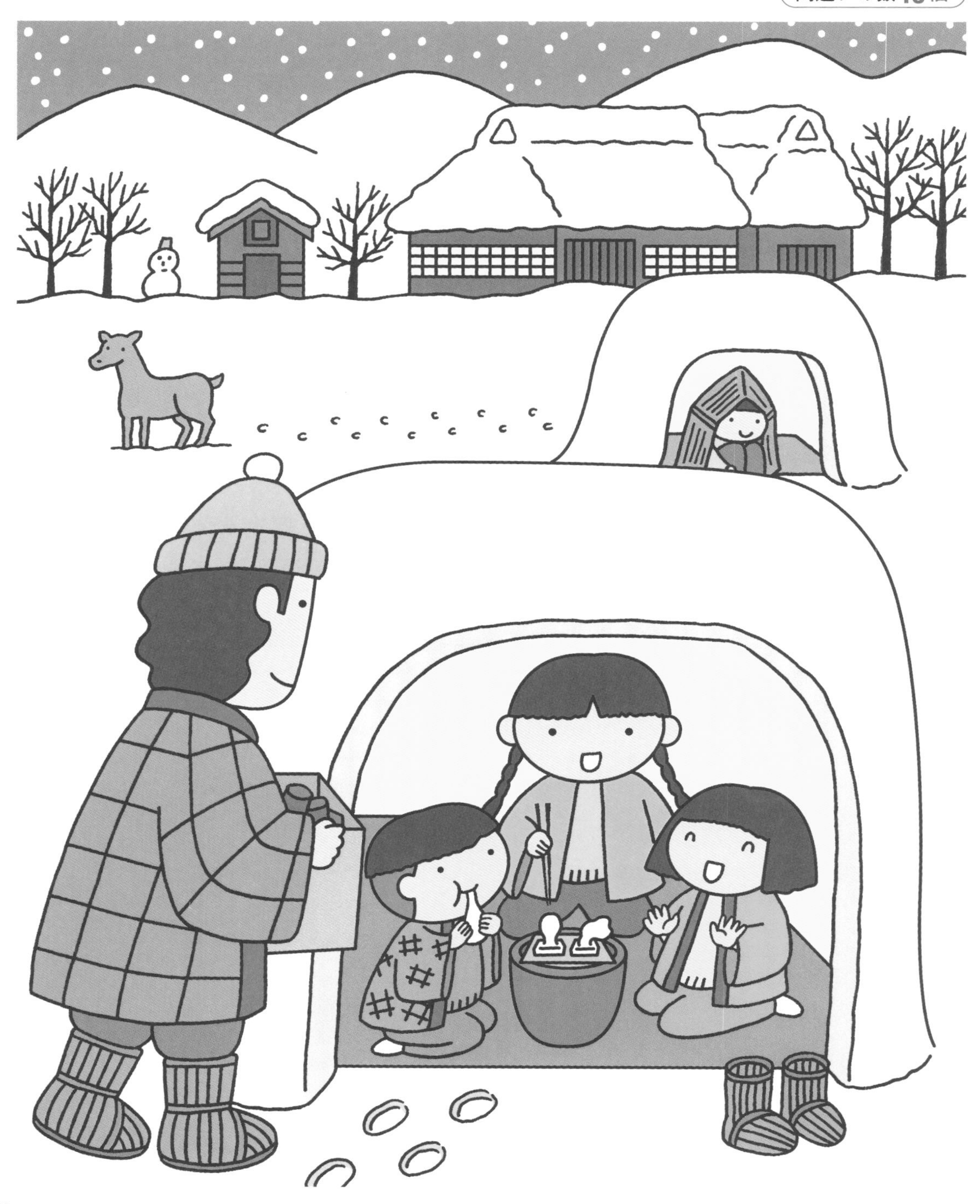

目標時間	目標時間内に見つけた間違いの数	実測時間	最終的に見つけた間違いの数
3分00秒	／10個	分　秒	／10個

MINI知識 冬夜（とうや）：普段よりも長く、寒さで人通りも減るためより静けさが高まる冬の夜。季語のイメージからか、家の中にいる様子や、静けさを題材にした句が多く見られるが、このイラストでは、そんな静かな夜に野外でにぎやかにかまくらを楽しむ子供たちの姿が描かれている。ちなみに「かまくら」は小正月の行事とされ、冬ではなく新年の季語になっている。

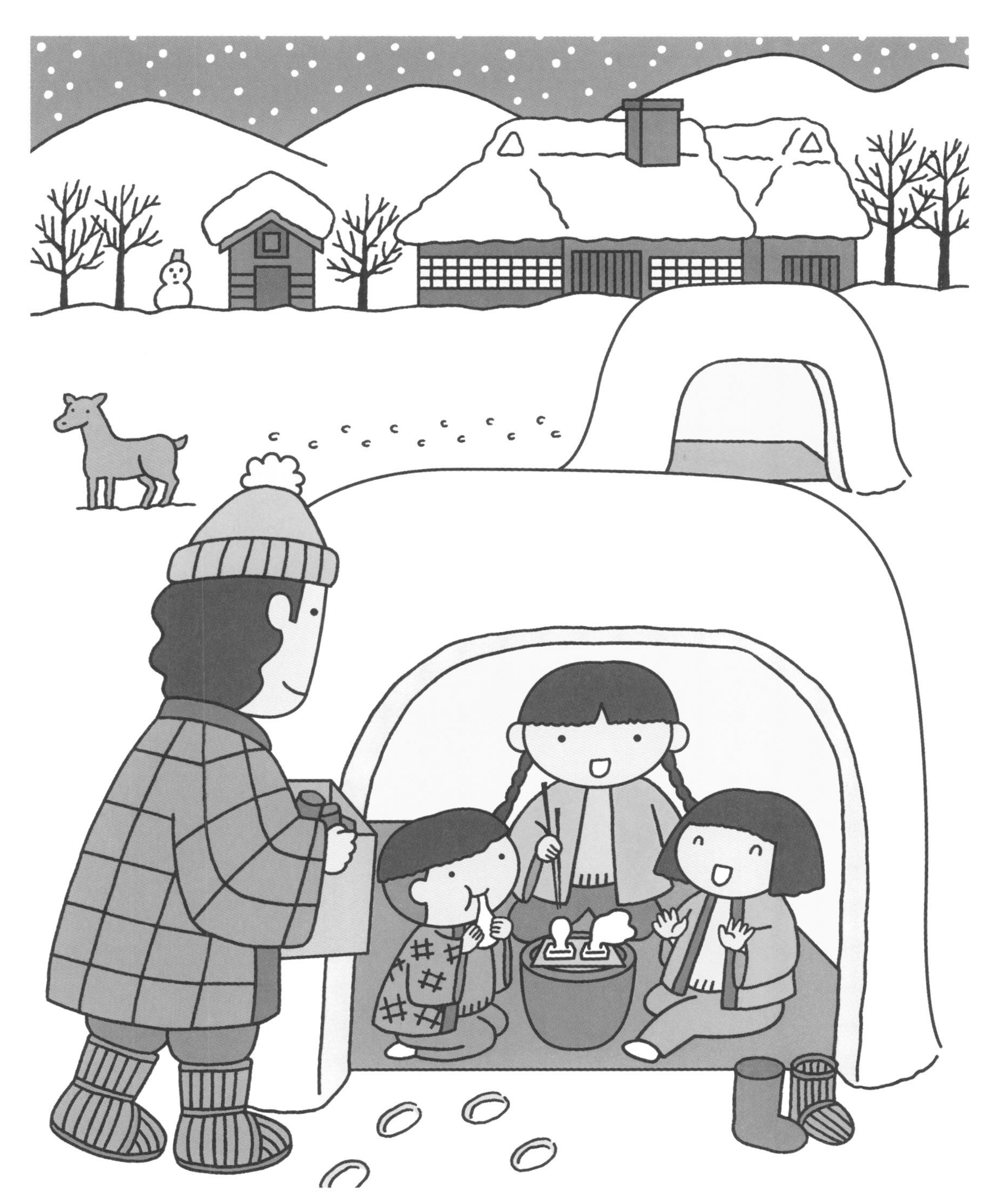

冬

Q. 46

季語・おしくらまんじゅう

みんなで遊べば暖かい

昭和の物の値段 まんじゅう ｜ 20円（昭和44年）

※昭和44年の大卒国家公務員の初任給は3万1000円。

間違いの数10個

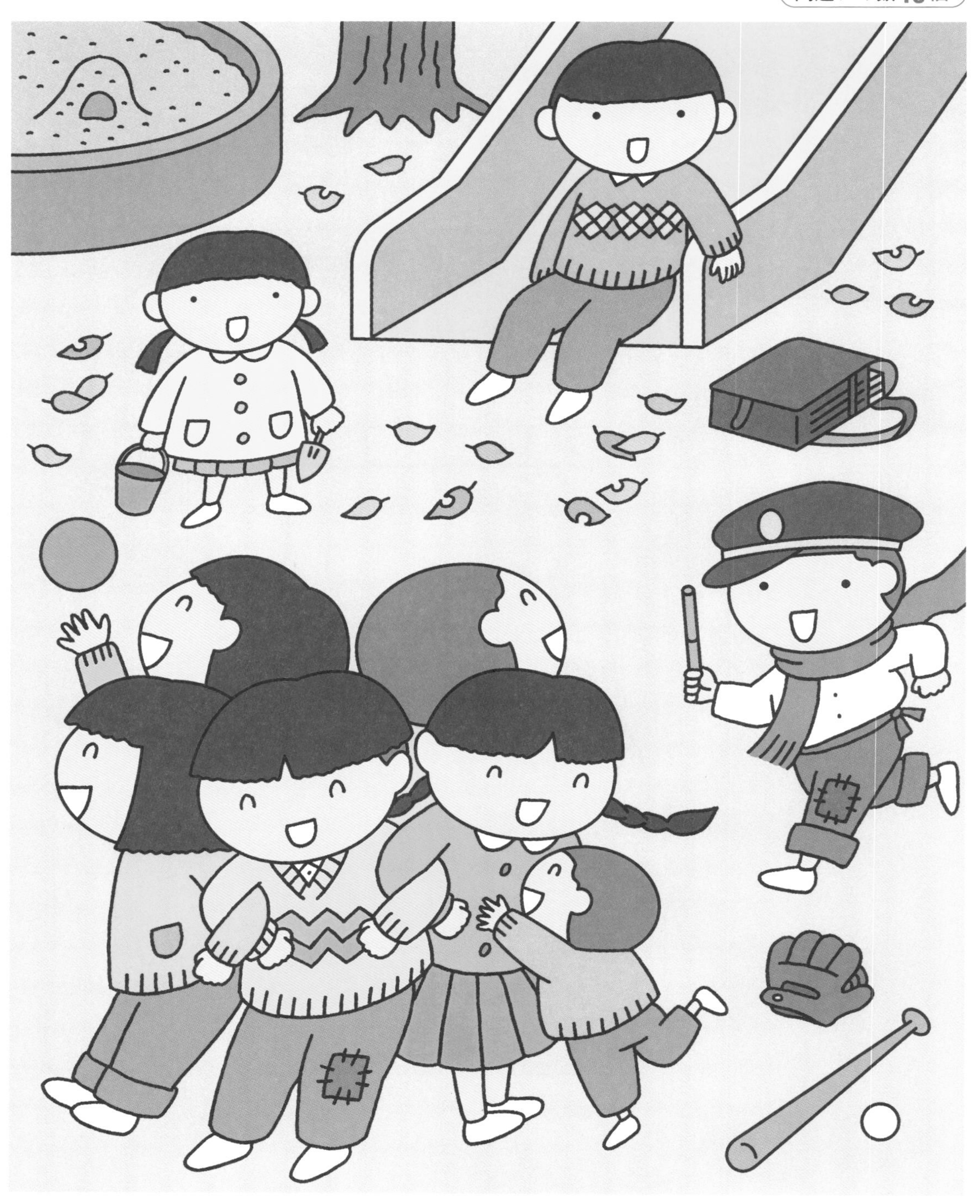

目標時間	目標時間内に見つけた間違いの数	実測時間	最終的に見つけた間違いの数
3分00秒	／10個	分　　秒	／10個

MINI知識 おしくらまんじゅう：寒いときにする遊びなのでおしくらまんじゅうは当然冬の季語。しかし、同じ子供の遊びでも「縄跳び」や「竹馬」なども冬の季語に分類されているのは少し不思議だ。不思議といえば、「おしくらまんじゅう押されて泣くな」という歌も、作詞作曲者はもちろん、いつ頃から歌われるようになったのかもよくわかってないようだ。

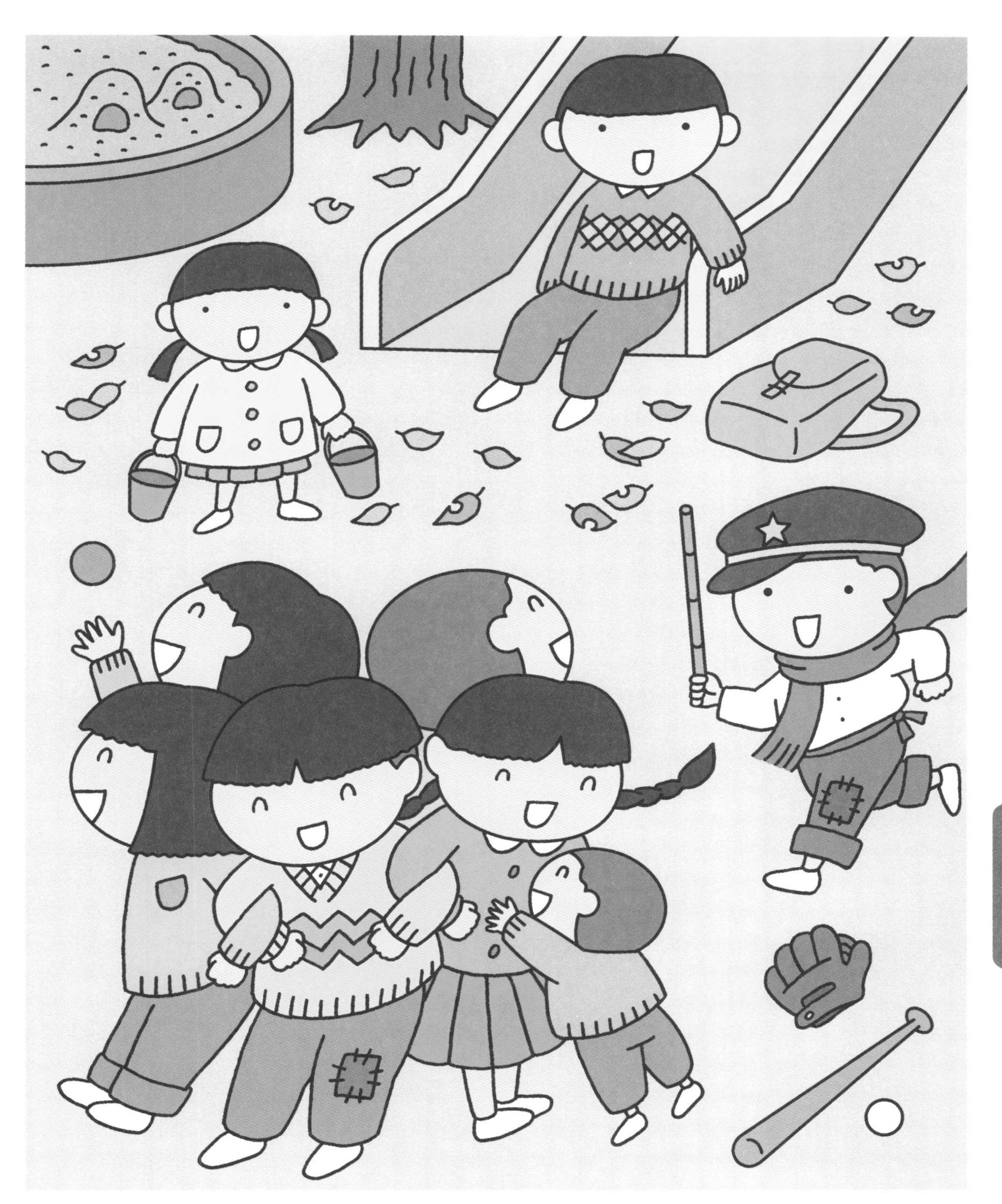

冬

Q.
47

季語・クリスマス

サンタに会えるかな

昭和の物の値段 **オルガン** | 2万6000円（昭和34年）

※昭和34年の大卒国家公務員の初任給は1万200円。

間違いの数**10**個

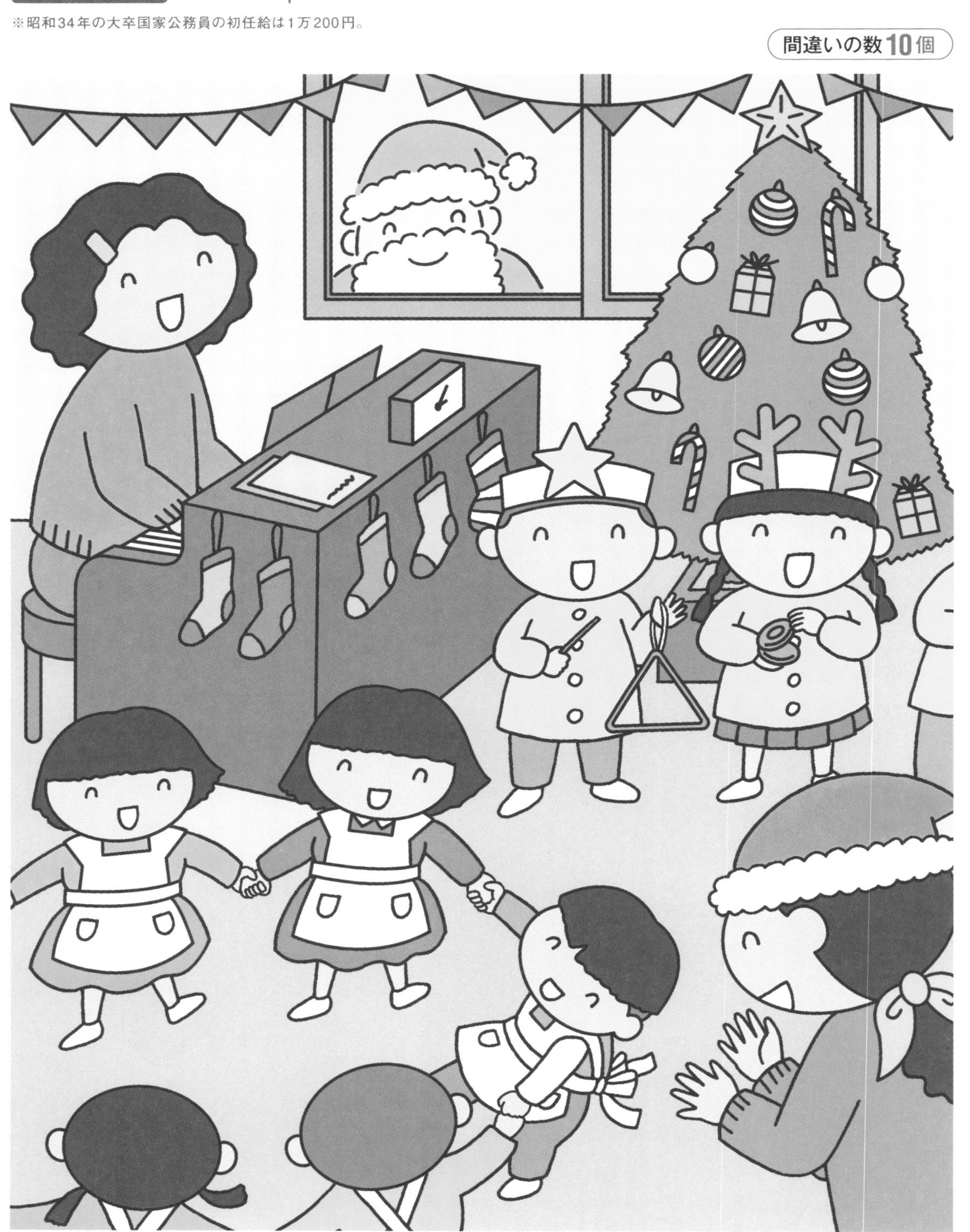

目標時間	目標時間内に見つけた間違いの数	実測時間	最終的に見つけた間違いの数
3分00秒	／10個	分　秒	／10個

MINI知識 クリスマス：冬の季語であるクリスマス。関連するサンタクロースやクリスマスツリーも当然冬の季語だ。クリスマスツリーは8文字の単語のため、俳句に使うのには難しそうだが「聖樹」という言い換えがある。キリストの誕生日と思われていることが多いクリスマスだが、聖書の記述を見るとキリストが生まれたのは冬ではないとされる根拠がいくつもある。

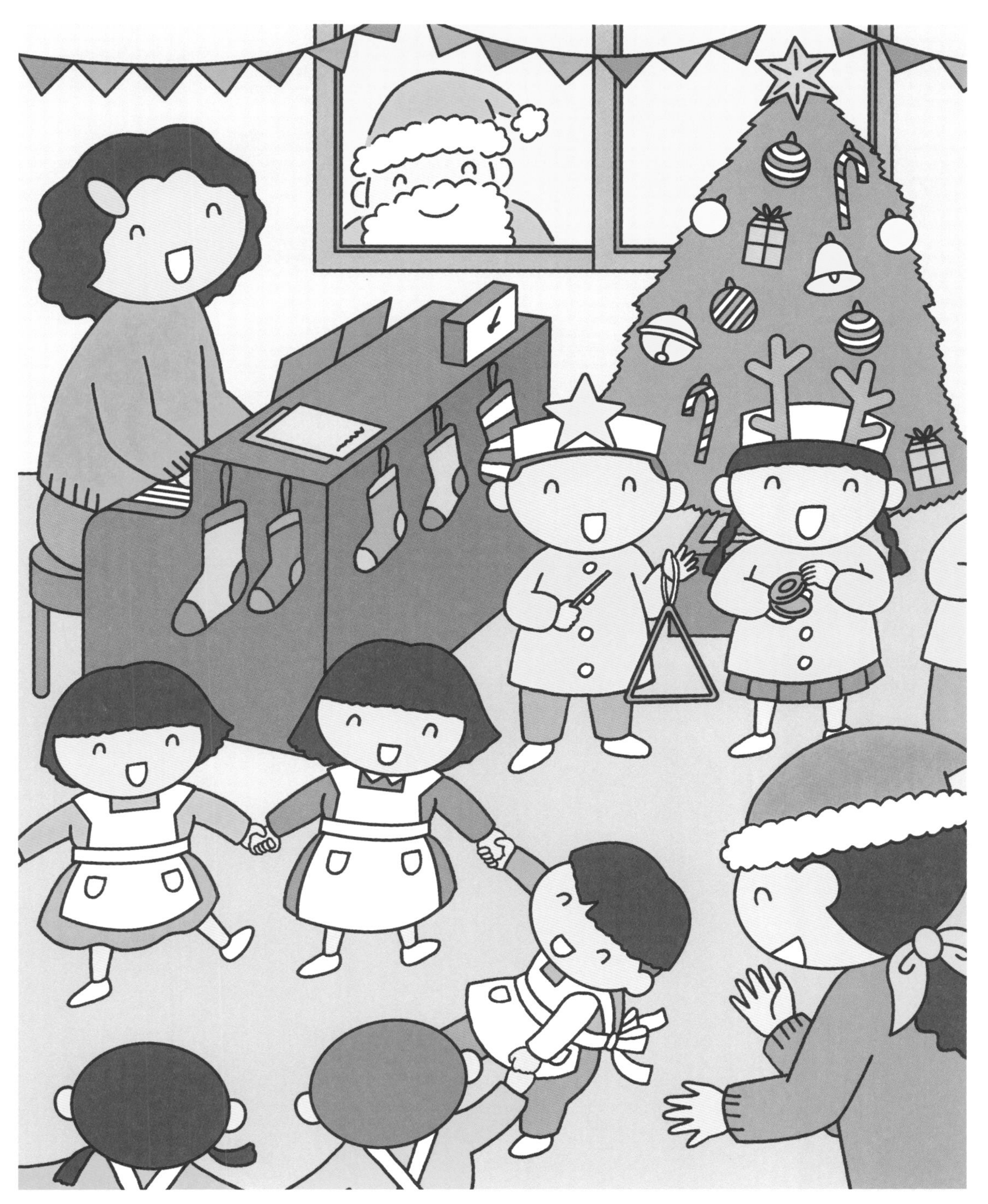

Q.
48

季語・歳末

一年最後の忙しさ！

昭和の物の値段 塩鮭（100グラム） | 35円（昭和35年）

※昭和35年の大卒国家公務員の初任給は1万800円。

間違いの数10個

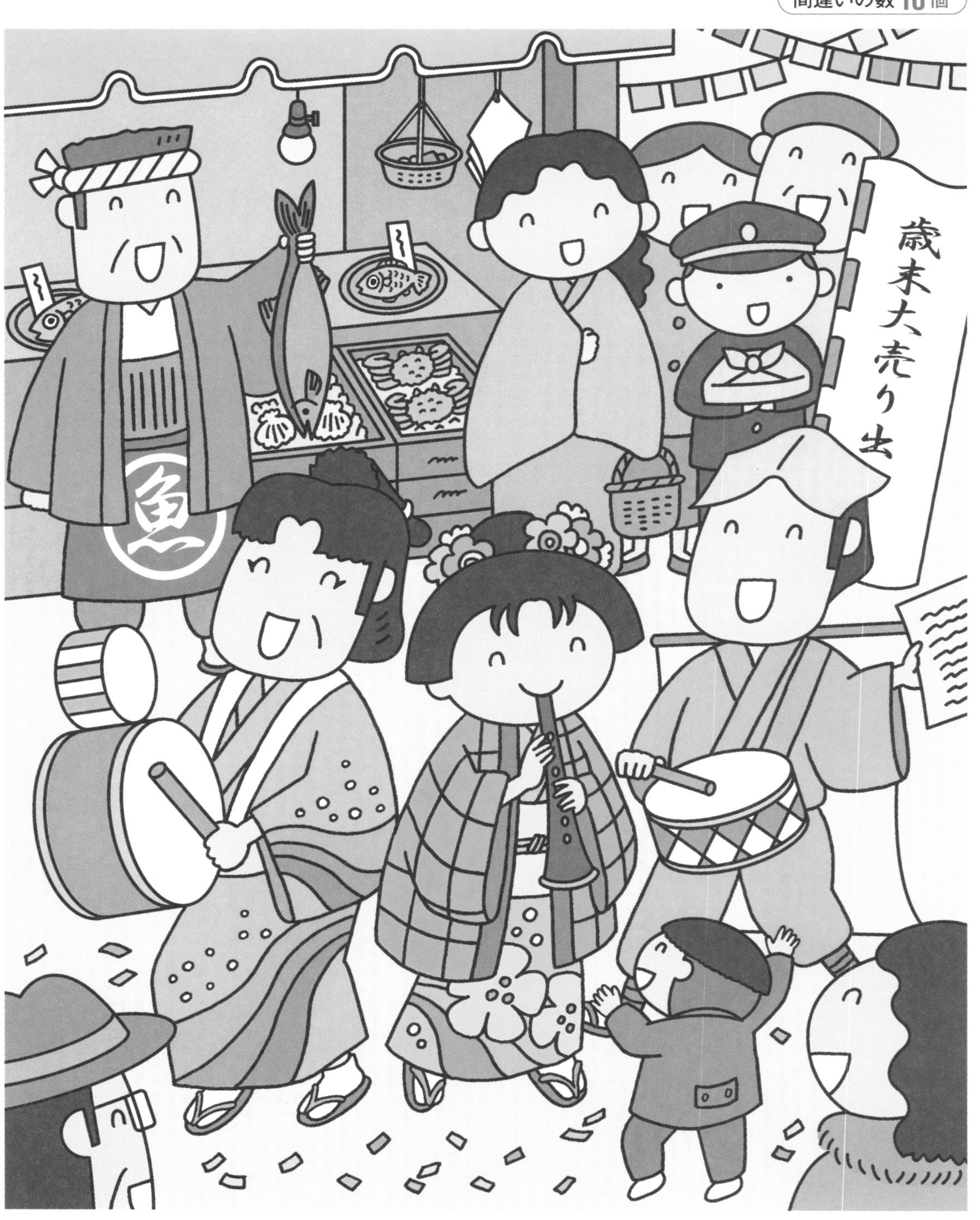

目標時間	目標時間内に 見つけた間違いの数	実測時間	最終的に 見つけた間違いの数
3分00秒	／10個	分　　秒	／10個

MINI知識 歳末（さいまつ）：一年の終わりを意味する歳末。12月は別名師走とも呼ばれる。師匠が走るほど忙しいといわれるぐらい慌ただしい時期というのが由来だが、実際歳末大売出しのにぎわい、仕事納めの忙しさ、大掃除や年賀状など新年を迎えるための様々な準備など、忙しい要素が目白押しだ。時代が進みいろいろなことが変わったが、歳末の慌ただしさだけは変わりないようだ。

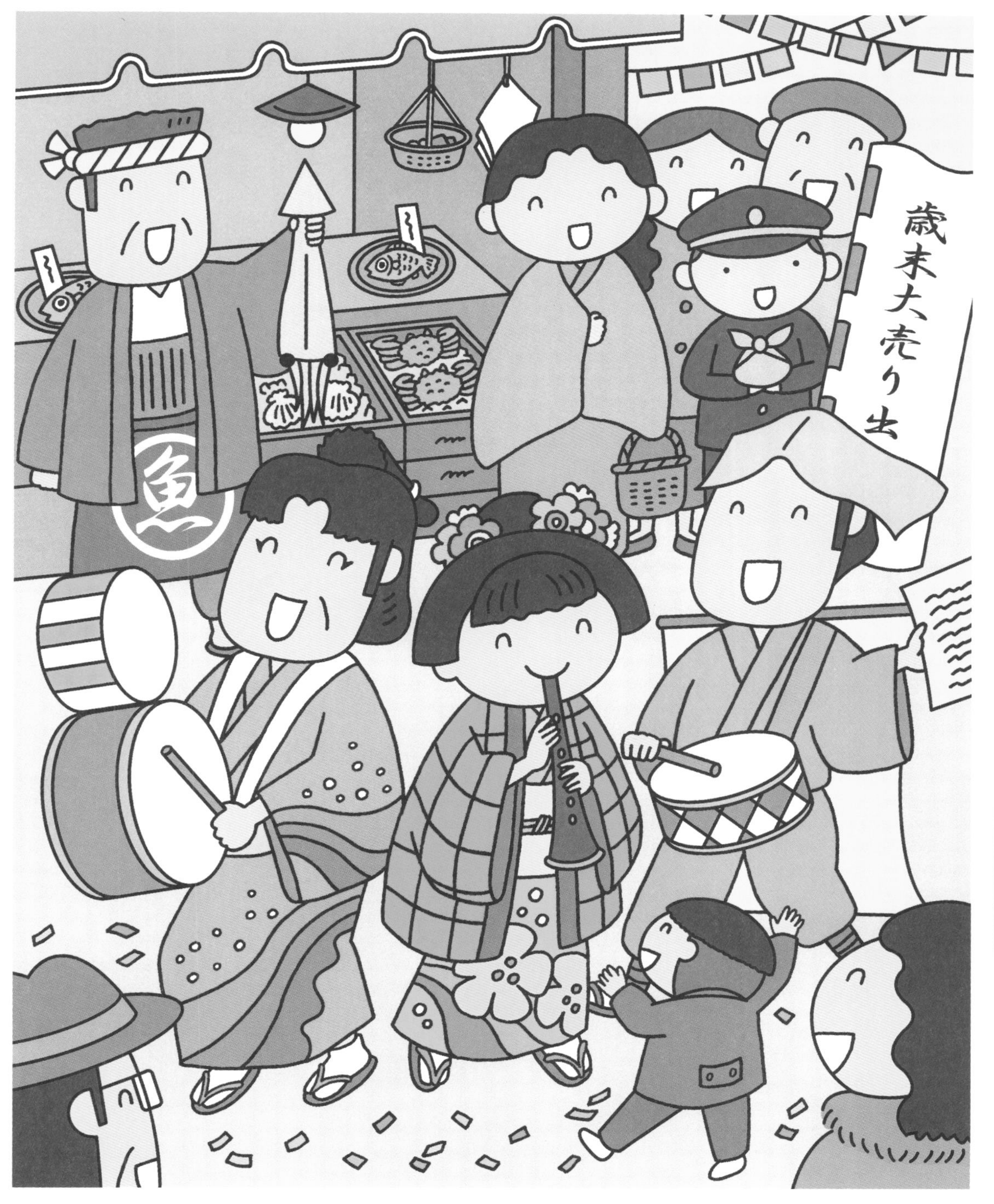

冬

Q.
49

季語・餅搗

餅つき

昭和の物の値段 タオル | 60円（昭和35年）

※昭和35年の大卒国家公務員の初任給は1万800円。

間違いの数15個

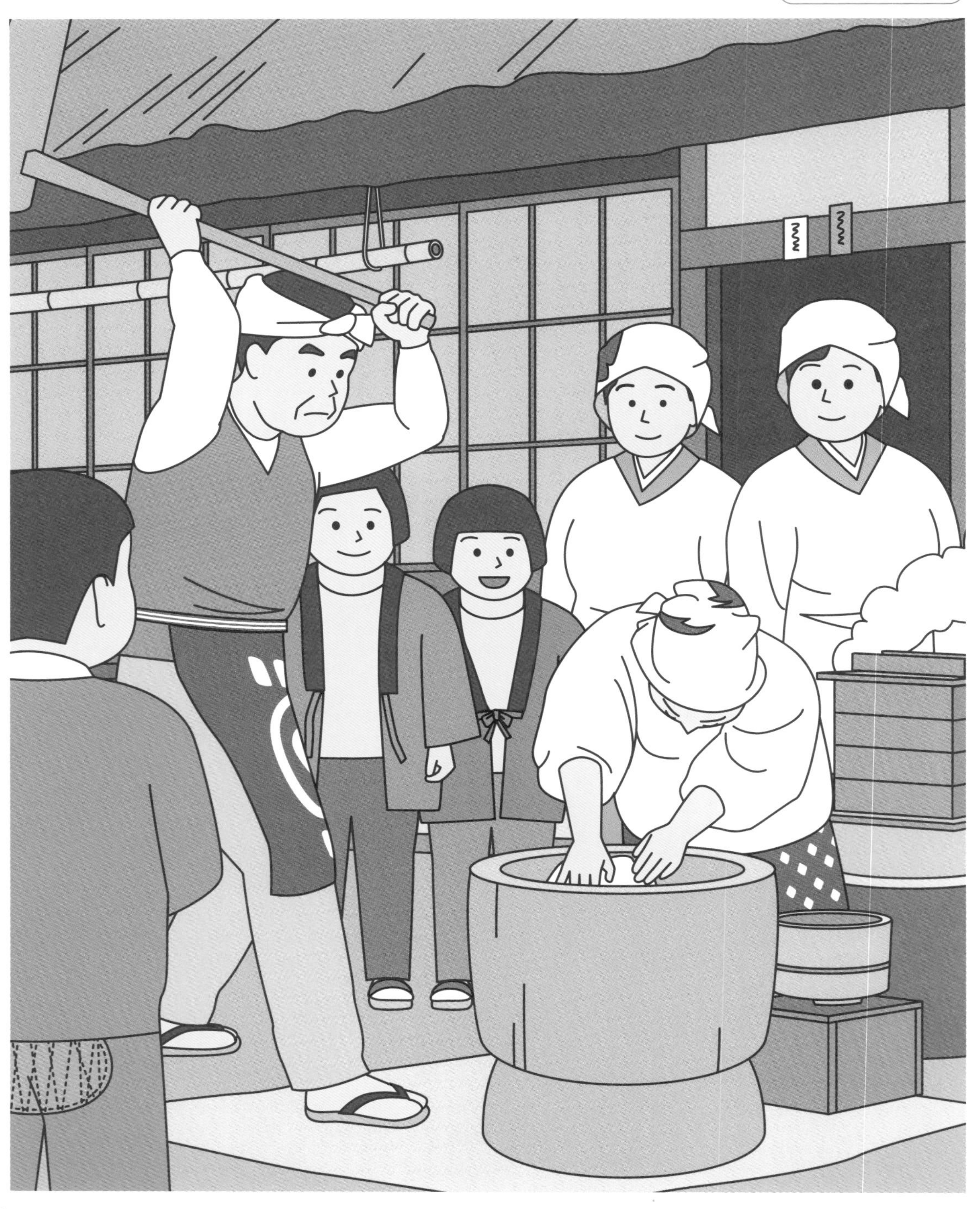

目標時間	目標時間内に見つけた間違いの数	実測時間	最終的に見つけた間違いの数
6分30秒	／15個	分　　秒	／15個

MINI知識 餅搗（もちつき）：現代ではスーパーで一年中売っているが、餅をつくのは年末の行事。そのため餅関係の言葉は冬や新年の季語となっている。関東では角餅、関西では丸餅が一般的になっているが、これは江戸時代に角餅が江戸を中心に広まったため。四角く切って作る角餅は丸餅よりも早く作れるので、人口が急増していた江戸の町では角餅がちょうどよかったのであろう。

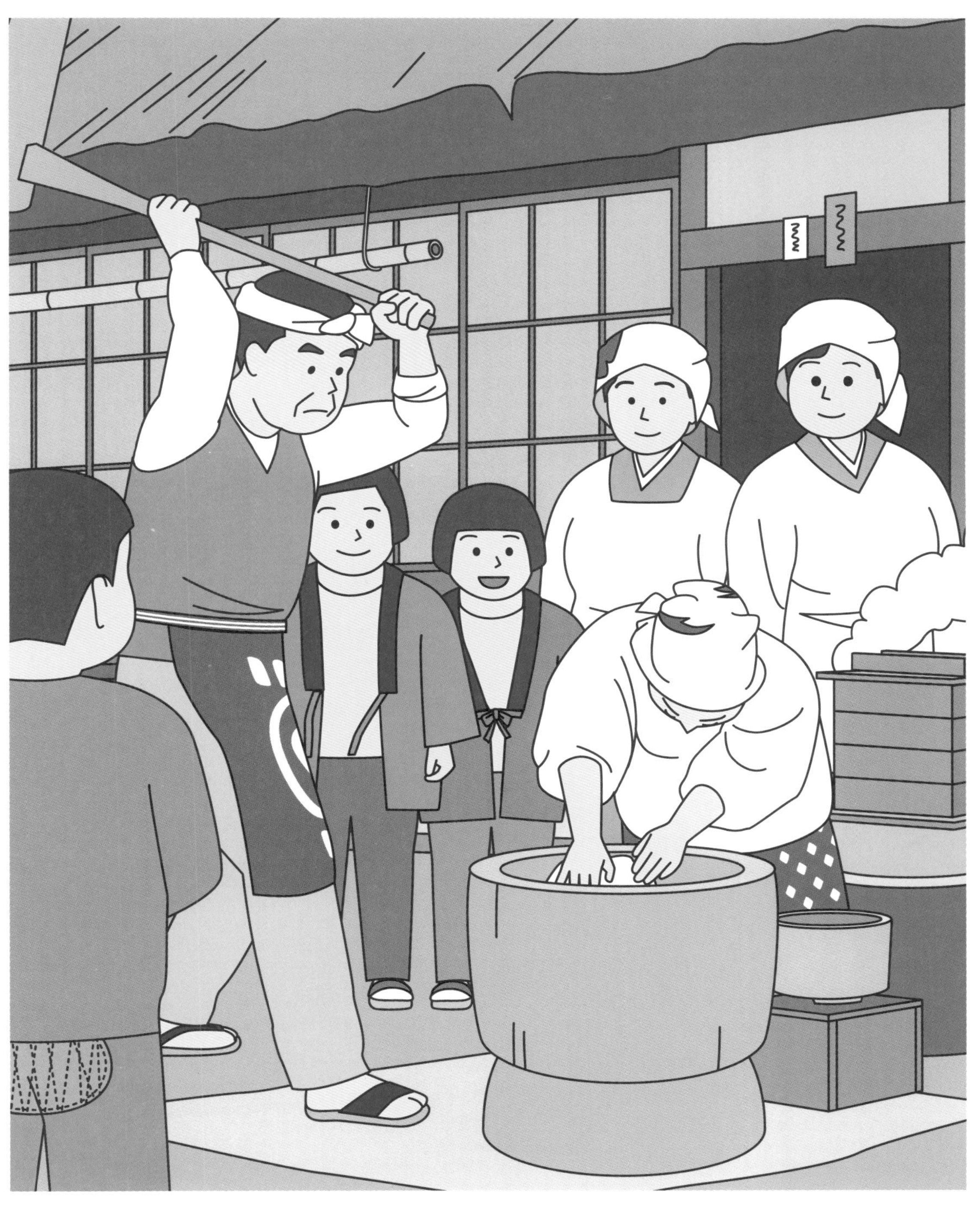

Q. 50

季語・節分

鬼は外、福は内

昭和の物の値段 パーマネント料金（東京都内の年平均料金） | 392円（昭和29年）

※昭和29年の大卒国家公務員の初任給は8700円。

間違いの数15個

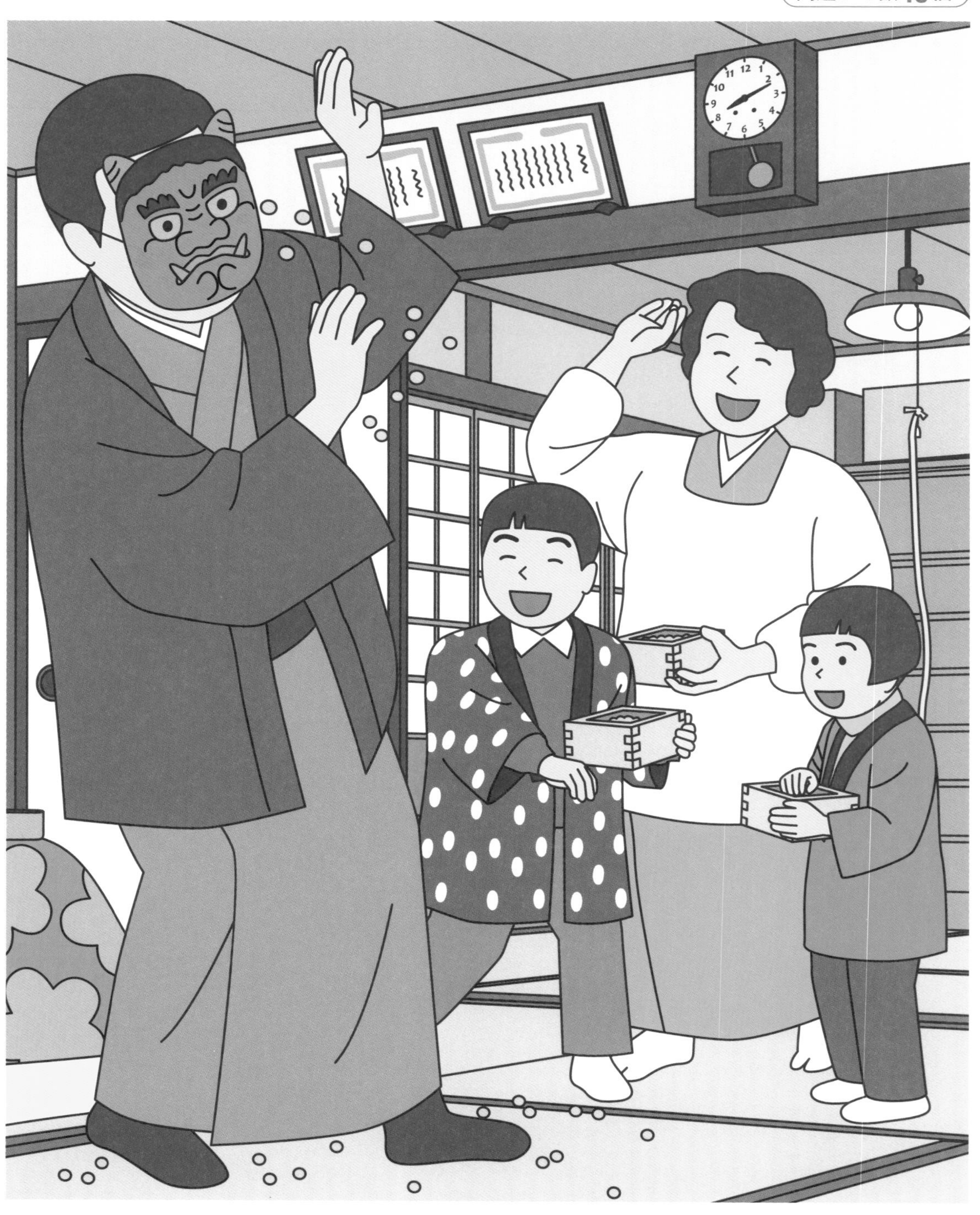

目標時間	目標時間内に見つけた間違いの数	実測時間	最終的に見つけた間違いの数
6分30秒	／15個	分　秒	／15個

MINI知識 節分（せつぶん）：立春の日の前日である節分は冬の季語。その翌日の立春が春の季語のため、ちょうど冬と春の境目となる季語だ。元々節分は、立春以外にも、立夏・立秋・立冬の前日も指す言葉だったが、旧暦の立春を正月とする慣習が広まったため、立春の前日だけが節分と呼ばれるようになっていった。豆まき、恵方巻きなど節分関係の言葉も冬の季語。

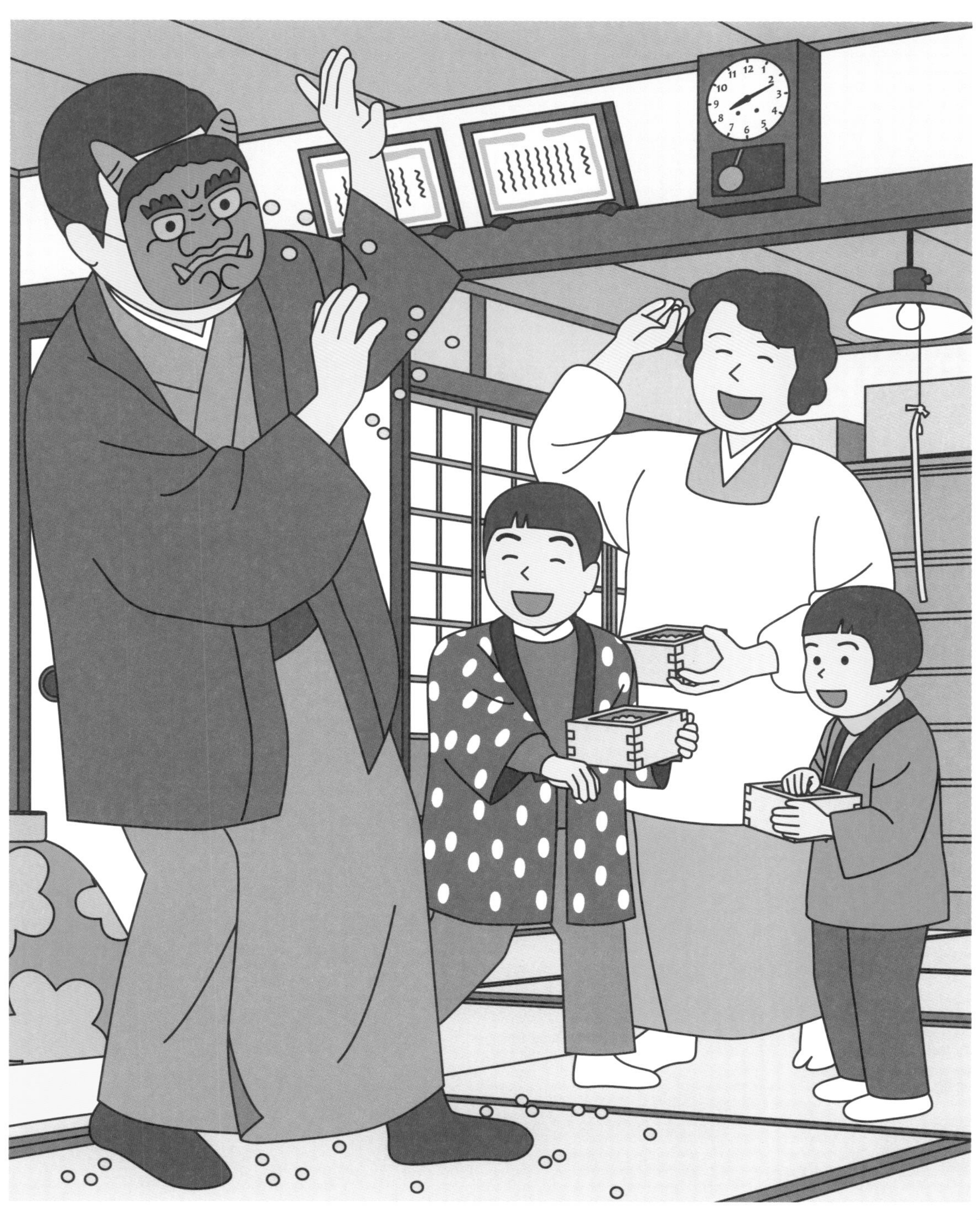

冬

チェックポイント

目標時間内に見つけられた間違い数を書き込んでください

見つけた間違いの数で脳の活性度をチェック！

Q.01	Q.02	Q.03	Q.04	Q.05	Q.06	Q.07	Q.08
/8	/8	/10	/10	/10	/10	/10	/10
Q.09	Q.10	Q.11	Q.12	Q.13	Q.14	Q.15	Q.16
/15	/15	/8	/8	/10	/10	/10	/10
Q.17	Q.18	Q.19	Q.20	Q.21	Q.22	Q.23	Q.24
/10	/10	/15	/15	/8	/8	/10	/10
Q.25	Q.26	Q.27	Q.28	Q.29	Q.30	Q.31	Q.32
/10	/10	/10	/10	/15	/15	/8	/8
Q.33	Q.34	Q.35	Q.36	Q.37	Q.38	Q.39	Q.40
/10	/10	/10	/10	/10	/10	/15	/15
Q.41	Q.42	Q.43	Q.44	Q.45	Q.46	Q.47	Q.48
/8	/8	/10	/10	/10	/10	/10	/10
						Q.49	Q.50
						/15	/15

間違いを全部見つけた問題の数で現在の脳の活性度を判断

41～50個 …… あなたの注意力・判断力・集中力は抜群です。

26～40個 …… 脳は十分活性化されています。この調子で頑張りましょう。

15～25個 …… 標準的な活性度です。自信を持ってください。

15個未満 …… もっと活性化できる余地あり。しばらく時間を置いてもう一度集中して解いてみましょう。

※なお、目標時間を過ぎても間違いを全部見つけられた問題数が30個以上あれば、あなたの脳は十分活性化されているといえます。

昭和の暮らし・自分史年表

懐かしい昭和の暮らしを振り返りながら、ご自分の歩みを書き込んで見ましょう。
誕生した年から始めて覚えている出来事を空白の欄に書き込んでください。

年号	西暦	主な出来事	自分書き込み欄
昭和21年	1946	天皇の「人間宣言」／日本国憲法が公布される／史上初の女性議員が誕生／輸入外国映画第1号『鉄腕ターザン』公開／宝塚歌劇団再開／マンガ『サザエさん』連載開始	
昭和22年	1947	教育基本法・学校教育法・労働基準法が公布される／関東学生駅伝（東京～箱根）が復活／笠置シヅ子が歌う『東京ブギウギ』がヒット／手塚治虫がマンガ『新宝島』を発表	
昭和23年	1948	東京裁判が結審される／インドでガンジーが暗殺される／美空ひばり全国デビュー／前年刊行された太宰治の小説『斜陽』の影響で「斜陽族」が流行語に	
昭和24年	1949	家庭裁判所発足／1ドル360円に／湯川秀樹がノーベル賞受賞／古橋広之進が競泳800メートル自由形で世界新記録を達成しフジヤマのトビウオと呼ばれる	
昭和25年	1950	聖徳太子肖像の1000円札が登場／朝鮮戦争勃発／ディズニー初のカラーアニメ『白雪姫』が公開される／プロ野球初の日本選手権試合（日本シリーズ）が行われる	
昭和26年	1951	岩倉具視肖像の500円札登場／サンフランシスコ平和条約が調印され、日本は独立国としての主権を回復／黒澤明監督の映画『羅生門』がベニス国際映画コンクールでグランプリ受賞／時代劇映画が全盛、チャンバラブーム起きる	
昭和27年	1952	羽田空港業務開始／破壊活動防止法（破防法）公布／黒澤明監督の映画『生きる』が公開／白井義男が日本初のボクシング世界チャンピオンに／ラジオドラマ『君の名は』放送開始	
昭和28年	1953	吉田茂首相「バカヤロー解散」で第5次吉田内閣成立／テレビ放送開始／映画『ひめゆりの塔』がヒット	
昭和29年	1954	第五福竜丸がビキニ環礁で被災／映画『ゴジラ』・黒澤明監督の『七人の侍』公開／力道山のプロレスがテレビで放送される	
昭和30年	1955	自由民主党と日本社会党の二大政党主導の「55年体制」が始まる／神武景気始まる／ジェームズ・ディーン主演の『エデンの東』が公開／電気釜（自動炊飯器）が発売される	
昭和31年	1956	売春防止法成立／日本とソ連の国交が回復／日本が国連に加盟する／「もはや"戦後"ではない」が流行語に／石原慎太郎の『太陽の季節』が芥川賞を受賞。映画化された際に、弟の裕次郎がデビューする	
昭和32年	1957	100円硬貨が発行される／ソ連が人工衛星の打ち上げに成功／茨城県東海村に原子力研究所設立／タバコの自動販売機登場／米ドラマ『名犬ラッシー』がテレビで放送されヒット／ホッピングが流行	
昭和33年	1958	関門トンネル開通／皇太子婚約／フラフープが大流行／長嶋茂雄が巨人軍に入団／チキンラーメンが発売される	
昭和34年	1959	キューバ革命成功する／岩戸景気の中「消費は美徳」といわれる／皇太子結婚パレード／『週刊少年サンデー』と『週刊少年マガジン』が創刊される	

年号	西暦	主な出来事	自分書き込み欄
昭和35年	1960	日米安保条約が改訂される（新安保条約）／安保反対運動激化／社会党の浅沼稲次郎党首が暗殺される／ダッコちゃんが大ブームに／国産初のカラーテレビが発売	
昭和36年	1961	ケネディが米大統領に就任／ソ連のガガーリンが史上初の宇宙飛行士に／コカコーラの市販が開始される／坂本九の『上を向いて歩こう』が大ヒット	
昭和37年	1962	キューバ危機起きる／義務教育学校での教科書無料配布開始／リポビタンDが発売開始／『おそ松くん』連載開始	
昭和38年	1963	原子力潜水艦の日本への寄港が問題視される／ケネディ大統領暗殺される／NHK大河ドラマ放送開始／初の国産テレビアニメ『鉄腕アトム』放送開始／「カギっ子」が流行語に	
昭和39年	1964	新幹線・首都高速道路開通／東京オリンピック開催／テレビ人形劇『ひょっこりひょうたん島』放送開始／三波春夫の『東京五輪音頭』が大ヒット／書籍『愛と死を見つめて』が、ラジオ・テレビドラマ、映画化され、主題歌も大ヒット	
昭和40年	1965	アメリカ軍による北ベトナム爆撃開始／佐藤栄作が現職の首相として初めて沖縄を訪問／ベンチャーズが来日しエレキギターがブームに／シンザンが史上初の五冠馬に	
昭和41年	1966	全日空機が東京湾に墜落／建国記念の日・敬老の日・体育の日が新たに祝日に制定される／ビートルズ来日／加山雄三が歌う『君といつまでも』がヒット／ソニーがカセットテープレコーダー発売	
昭和42年	1967	四日市ぜんそくの患者9人が公害訴訟を起こす／吉田茂死去／ラジオ『オールナイトニッポン』が放送開始／自動車の保有台数が1000万台を突破する	
昭和43年	1968	東大闘争始まる／円谷幸吉が自殺する／三億円事件が起きる／『少年ジャンプ』『ビッグコミック』など漫画雑誌が多数創刊される／アニメ『巨人の星』が大ヒット／ボンカレーが発売される	
昭和44年	1969	連続射殺事件の犯人・永山則夫が逮捕される／東大安田講堂事件により東大の受験が中止に／アポロ11号が月に着陸／『コント55号の裏番組をブッ飛ばせ！』が放送開始／ドリフターズの『8時だョ！全員集合』が放送開始／映画『男はつらいよ』が公開	
昭和45年	1970	三島由紀夫が市ヶ谷の自衛隊駐屯地にて割腹自殺／よど号ハイジャック事件／大阪万博開幕／第一回日本女子プロボウリング選手権で中山律子が優勝	
昭和46年	1971	沖縄返還協定調印／中華人民共和国が国連に加盟し、中華民国は事実上追放される／『仮面ライダー』放送開始／映画会社の大映が倒産／テレビのカラー受信契約数が1000万を突破する	
昭和47年	1972	田中角栄が内閣総理大臣就任。『日本列島改造論』がベストセラーに／あさま山荘事件／パンダのランランとカンカンが中国から贈られる／札幌オリンピック開幕	
昭和48年	1973	ベトナム和平協定調印／第四次中東戦争が開戦、その影響でオイルショックが始まる／巨人V9達成。高校野球では江川が話題に／ブルース・リー死亡、『燃えよドラゴン』公開／『ひらけ!ポンキッキ』が放送開始	
昭和49年	1974	ウォーターゲート事件でニクソン米大統領辞任／フォード大統領が現職として初めて来日する／セブン・イレブン第1号店が出店／全国でスプーン曲げが大ブーム／宝塚で『ベルサイユのばら』が上演、大ヒットに	

年号	西暦	主な出来事	自分書き込み欄
昭和50年	1975	沖縄海洋博開催／ベトナム戦争終結／パリで第1回サミット開催／プロ野球で広島初優勝「赤ヘルフィーバー」／ザ・ピーナッツ引退／家庭用ビデオ機（ベータマックス）が登場	
昭和51年	1976	ロッキード事件発覚。田中角栄が逮捕される／三木首相が「はしゃぎすぎ」と自民党内で反発され「三木おろし」で退陣／子門真人が歌う『およげ!たいやきくん』が大ヒット／ピンクレディーがデビュー／アントニオ猪木とモハメド・アリが異種格闘技戦	
昭和52年	1977	大卒男子の平均初任給が10万円を超える／文部省が学習要項で「君が代」を国歌と明記／マンガ『サーキットの狼』が大ヒットし、スーパーカーブームが起きる／王貞治がホームラン数の世界記録を更新	
昭和53年	1978	成田空港開港／日中平和友好条約調印／キャンディーズ解散／東芝が世界初の日本語ワープロを発売／映画『スター・ウォーズ』が公開される	
昭和54年	1979	イギリスでサッチャーが首相就任／ソ連のアフガン侵攻／『機動戦士ガンダム』が放送開始／江川卓、空白の一日を経て巨人入団／ソニーがヘッドホンステレオ『ウォークマン』を販売	
昭和55年	1980	電力とガスが大幅値上げ／イラン・イラク戦争勃発／ジョン・レノンが殺害される／山口百恵引退／松田聖子デビュー／漫才ブームが起きる	
昭和56年	1981	レーガン大統領が経済再建計画（レーガノミックス）を発表／スペースシャトル コロンビアが初の打ち上げ／黒柳徹子の『窓ぎわのトットちゃん』が400万部を超える大ヒット／千代の富士が横綱に昇進／テレビ『オレたちひょうきん族』が放送開始	
昭和57年	1982	イスラエルがレバノン侵攻／フォークランド紛争勃発／ソニーとフィリップスが共同でCDを開発／娘の非行を描いた『積木くずし』が話題に	
昭和58年	1983	アメリカ人初の女性宇宙飛行士を乗せたスペースシャトル「チャレンジャー」が打ち上げられる／大韓航空機撃墜事件／ドラマ『おしん』が放送開始／東京ディズニーランド開園／任天堂がファミリーコンピュータを発売	
昭和59年	1984	グリコ・森永事件／新札登場。1万円は福沢諭吉、5千円は新渡戸稲造、千円は夏目漱石に／三浦和義のロス疑惑が話題に／CMの影響でエリマキトカゲがブームに	
昭和60年	1985	豊田商事会長刺殺事件／有毒ワイン騒動／日本電信電話公社が民営化されNTTに／阪神タイガースが初の日本一に／マンガ『キン肉マン』のキャラクターグッズ「キン消し」が大ヒット	
昭和61年	1986	スペースシャトルのチャレンジャー号爆発事故／土井たか子が日本社会党の委員長に就任／タイ航空機爆発事件／ゲーム『ドラゴンクエスト』が発売／富士写真フイルムが世界初のレンズつきフィルムカメラ「写ルンです」を発売	
昭和62年	1987	ニューヨーク株式市場が大暴落（ブラックマンデー）／国鉄が民営化されJRが誕生する／安田火災がゴッホの「ひまわり」を53億円で落札／俵万智の歌集『サラダ記念日』が大ヒット／NTTが携帯電話サービス開始	
昭和63年	1988	ソ連のペレストロイカが新語として話題に／ソ連がアフガニスタンから撤退／リクルート事件発覚／東京ドームが開場／カラオケボックスが各地で登場／映画『となりのトトロ』『火垂るの墓』が同時上映	
昭和64年／平成元年	1989	昭和天皇崩御／朝日麦酒が社名をアサヒビールに変更	

答え

Q.01

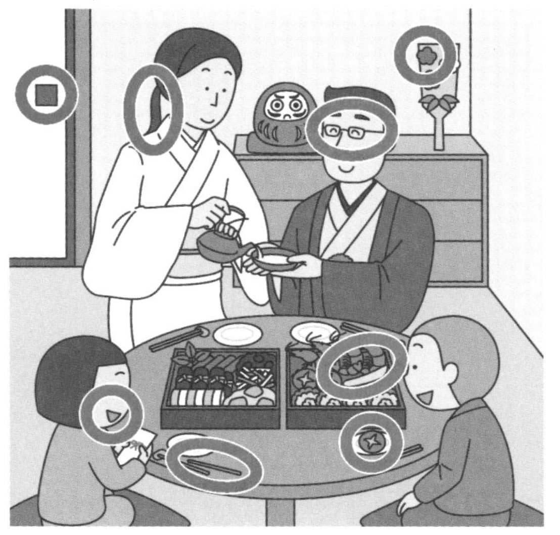

©KUMA ART

Q.02

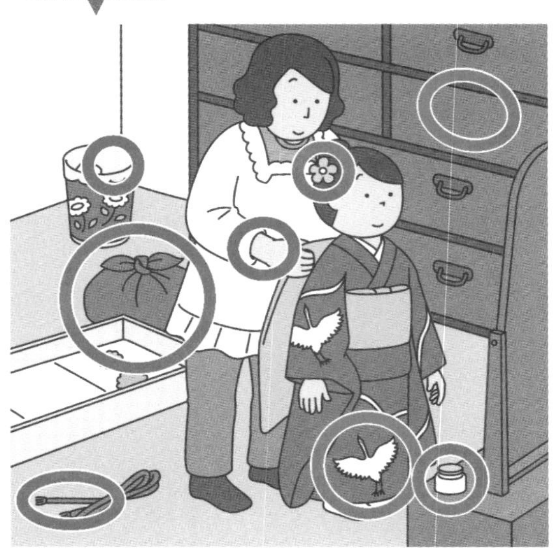

©KUMA ART

Q.03

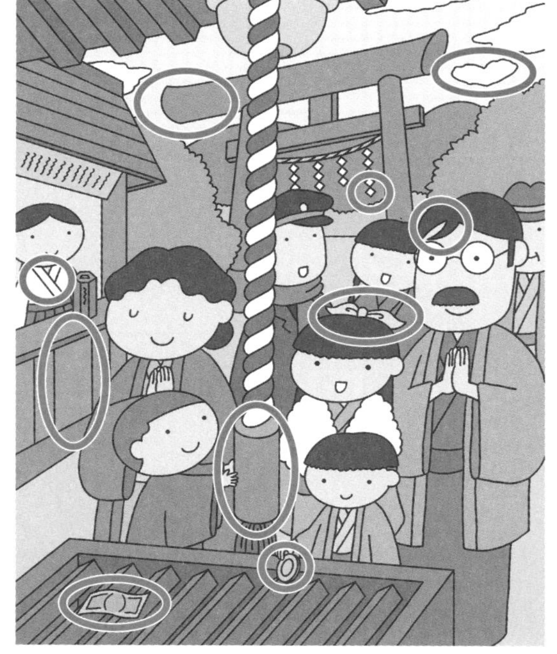

©Y.TANAKA

Q.04

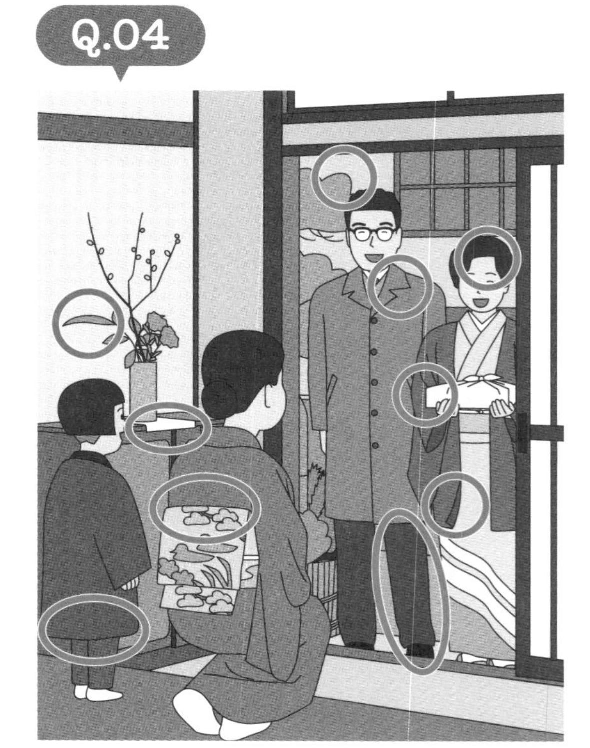

©I.UEMOTO

Q.05

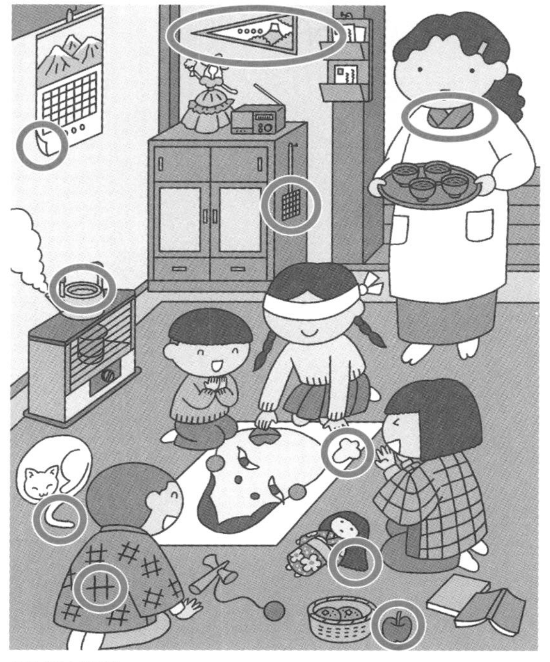

©Y.TANAKA

Q.06

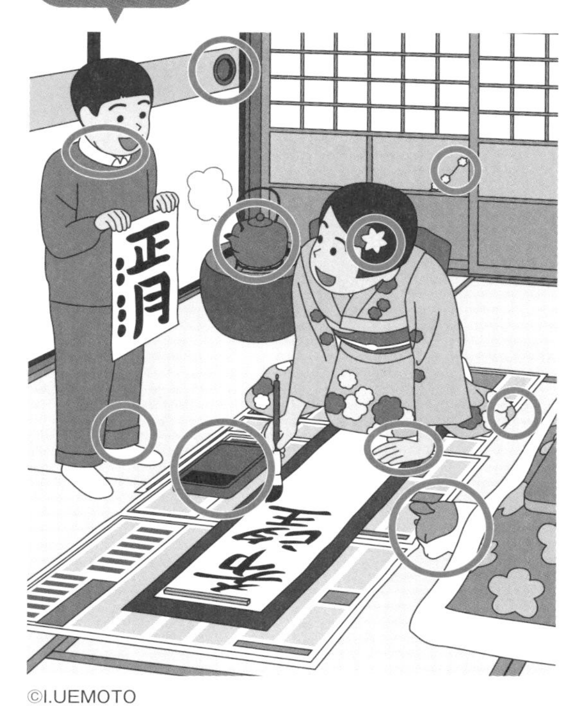

©I.UEMOTO

Q.07

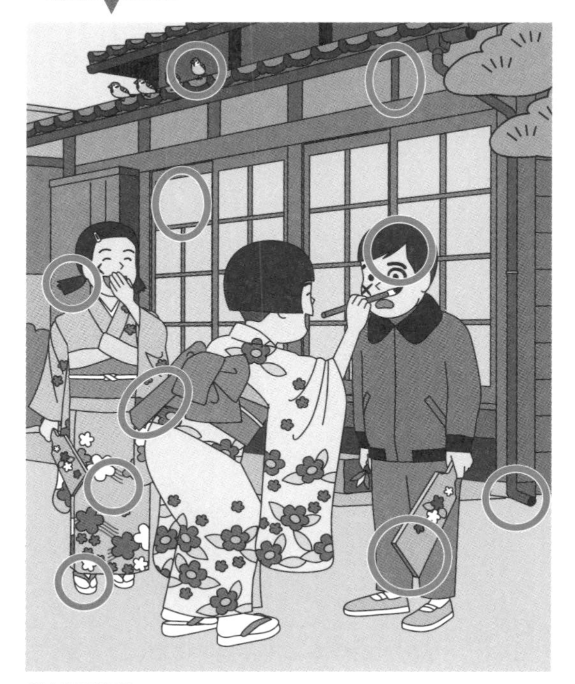

©I.UEMOTO

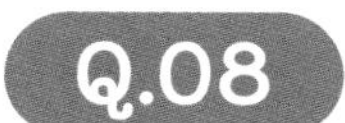

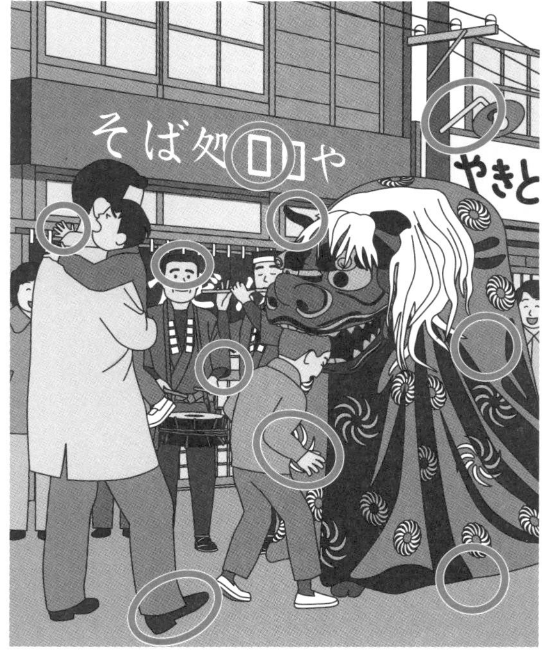

©I.UEMOTO

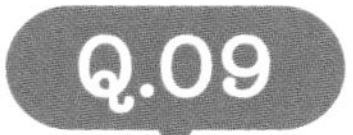

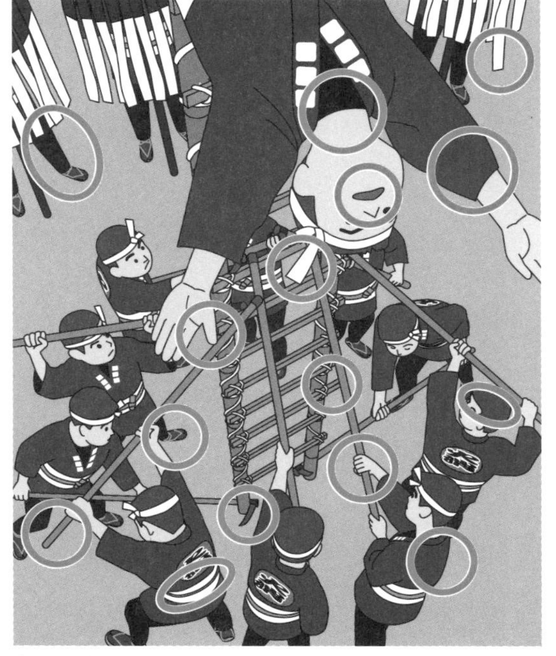

©I.UEMOTO

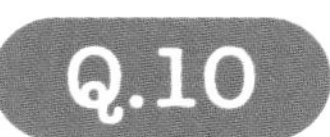

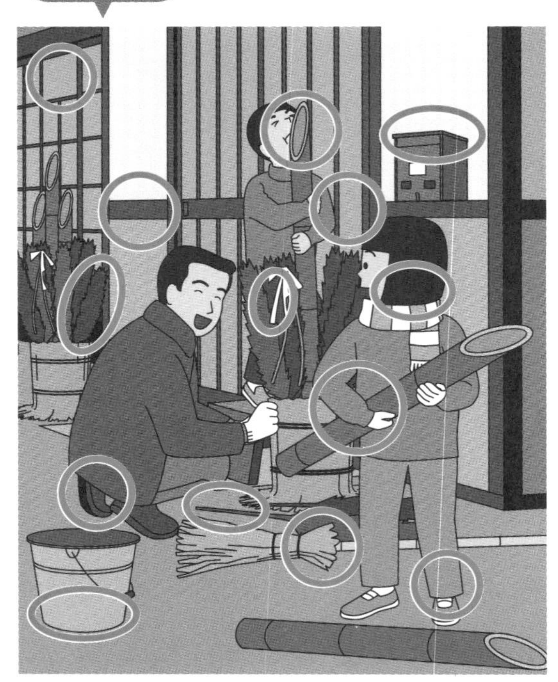

©I.UEMOTO

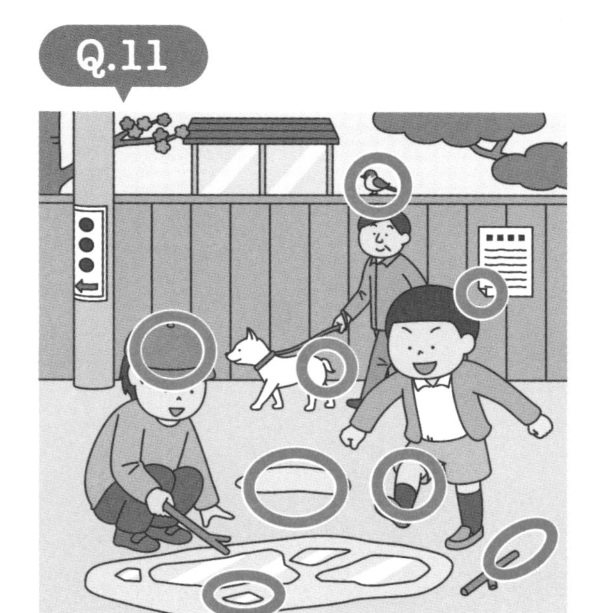

©KUMA ART

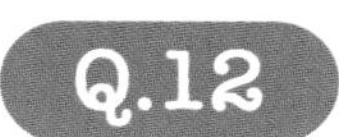

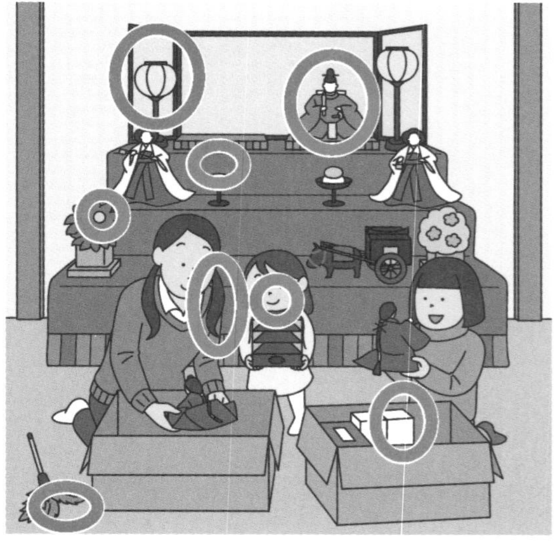

©KUMA ART

Q.13

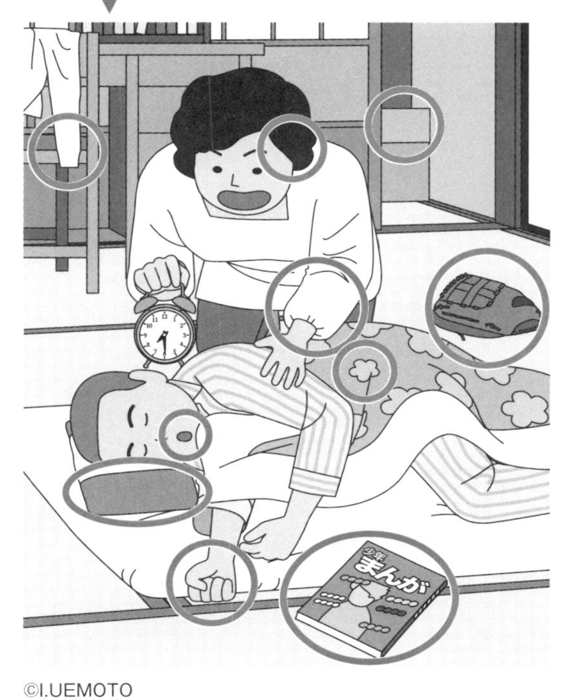

©I.UEMOTO

Q.14

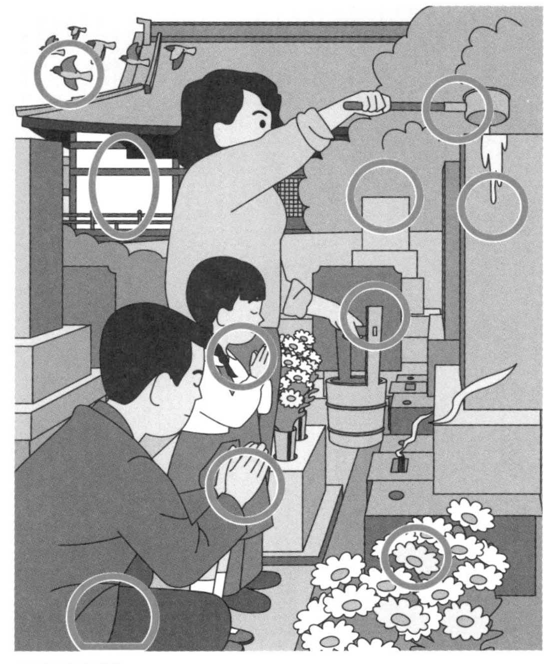

©I.UEMOTO

Q.15

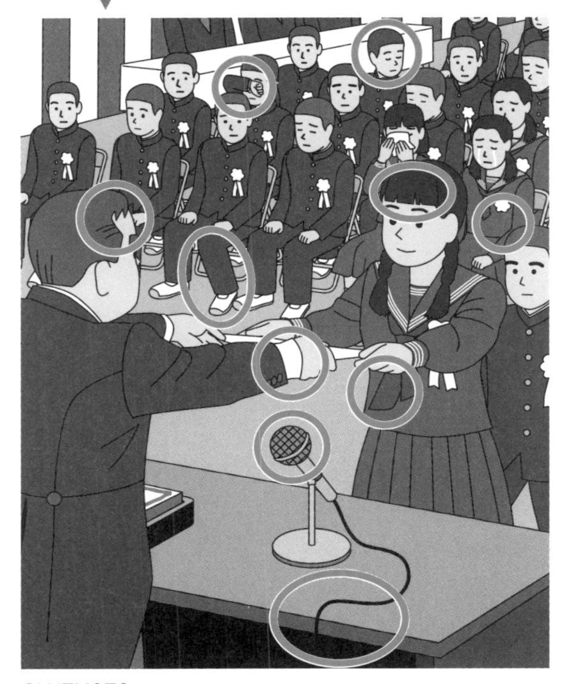

©I.UEMOTO

Q.16

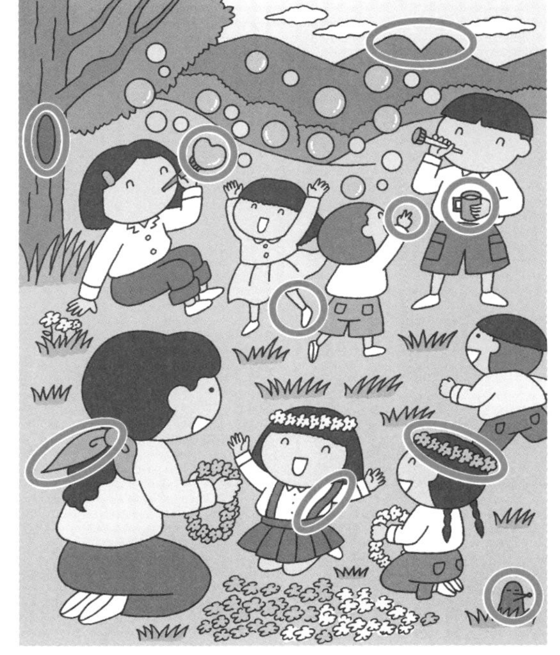

©Y.TANAKA

Q.17

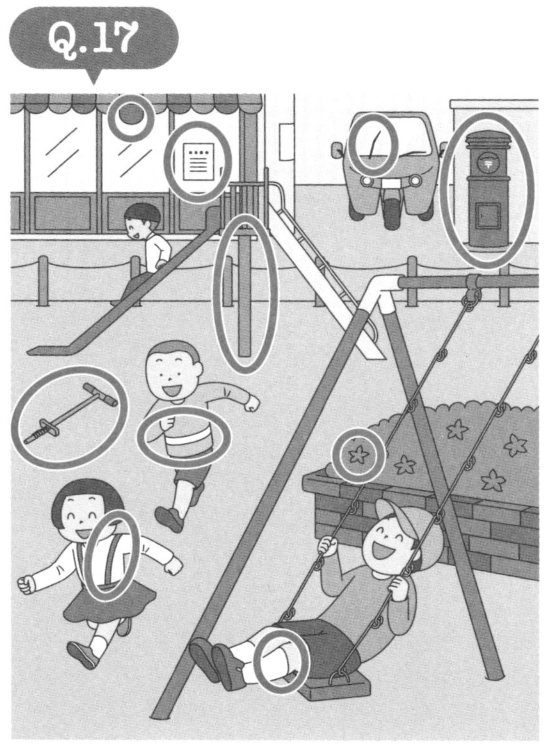

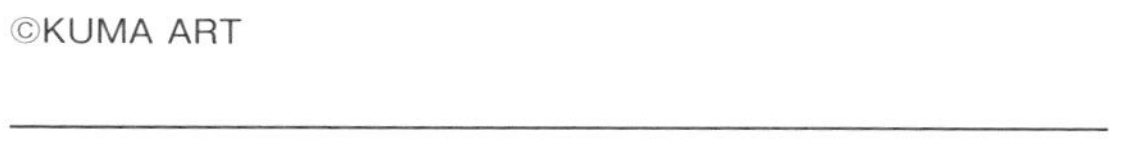

©KUMA ART

Q.18

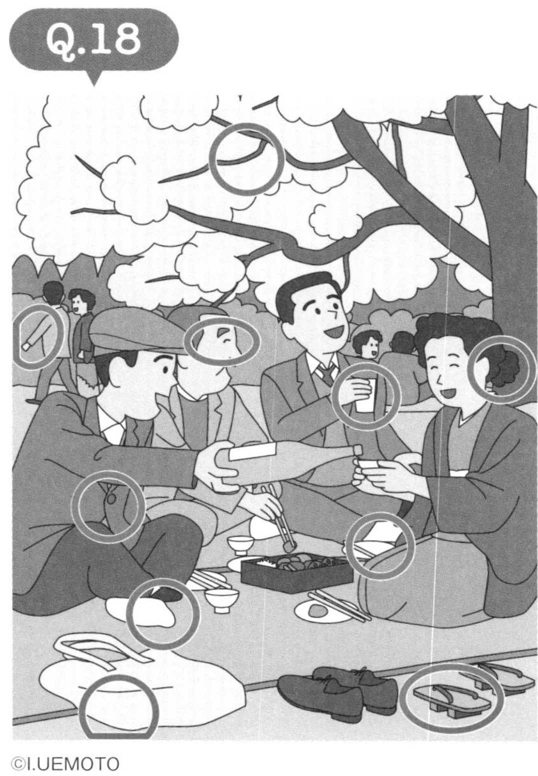

©I.UEMOTO

Q.19

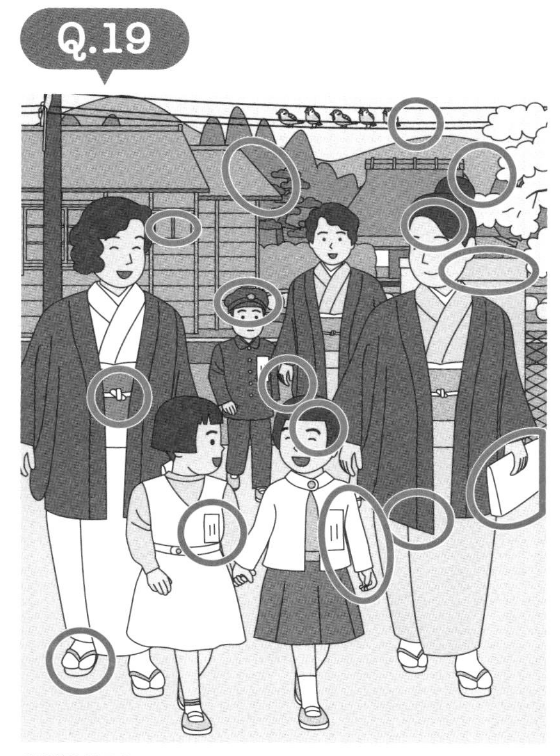

©I.UEMOTO

Q.20

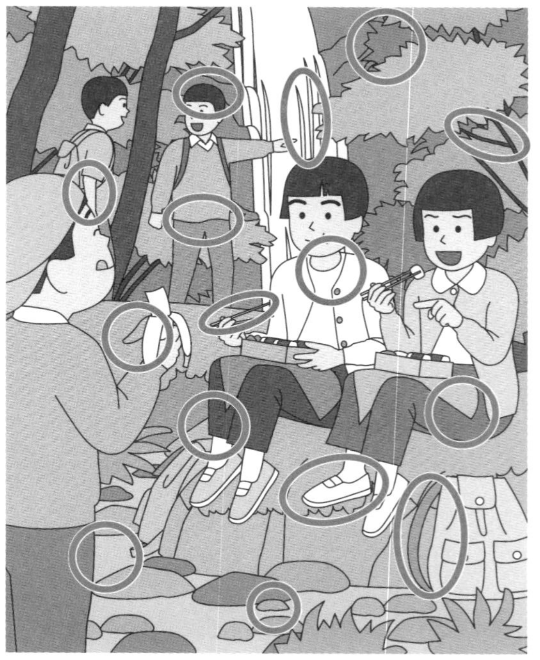

©I.UEMOTO

Q.21

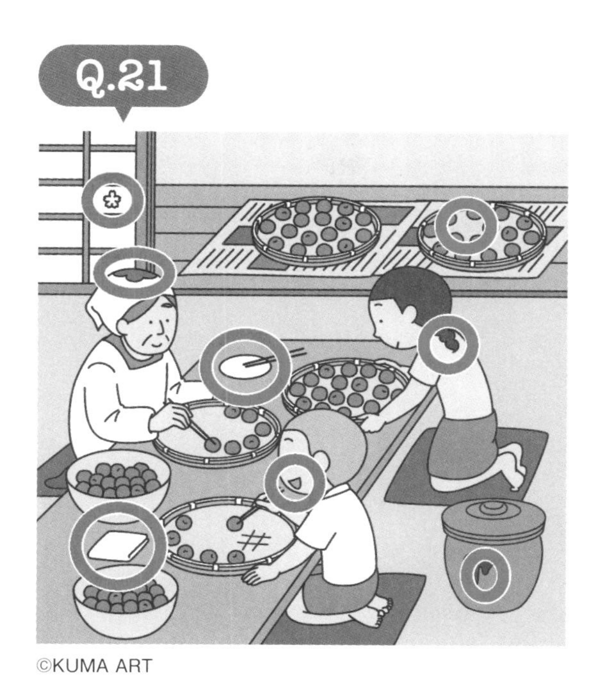

©KUMA ART

Q.22

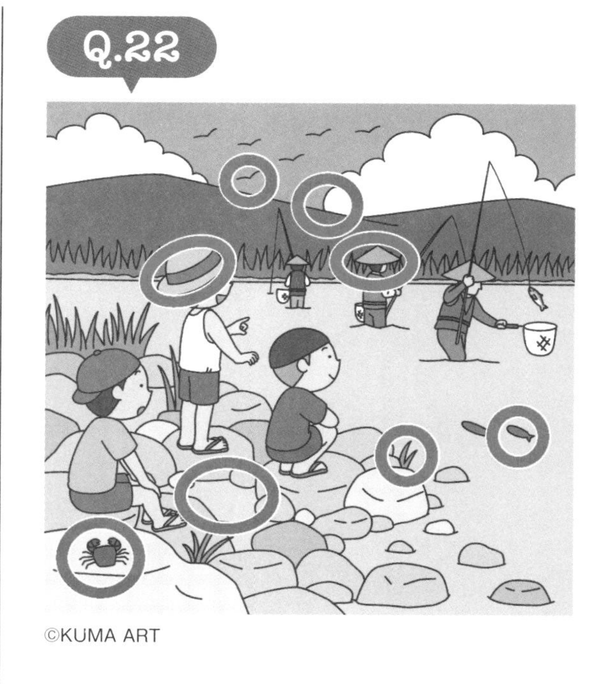

©KUMA ART

Q.23

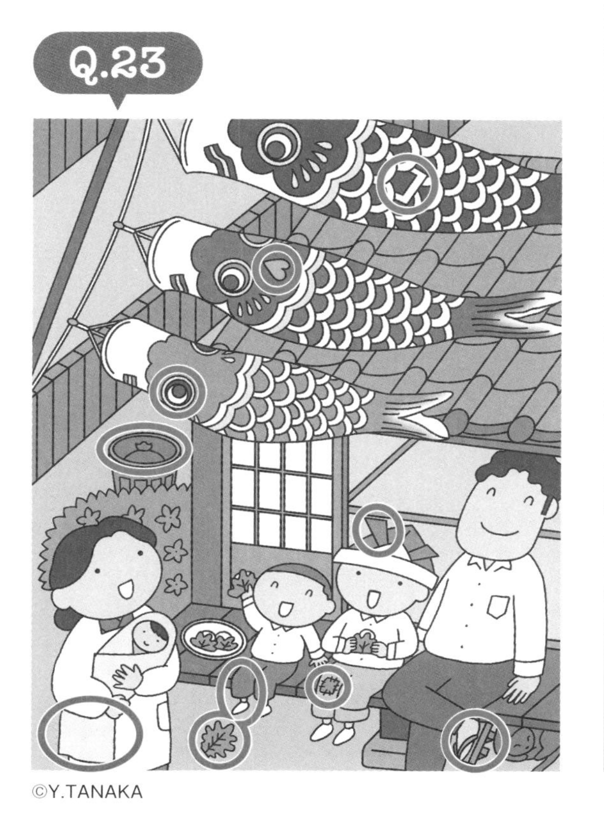

©Y.TANAKA

Q.24

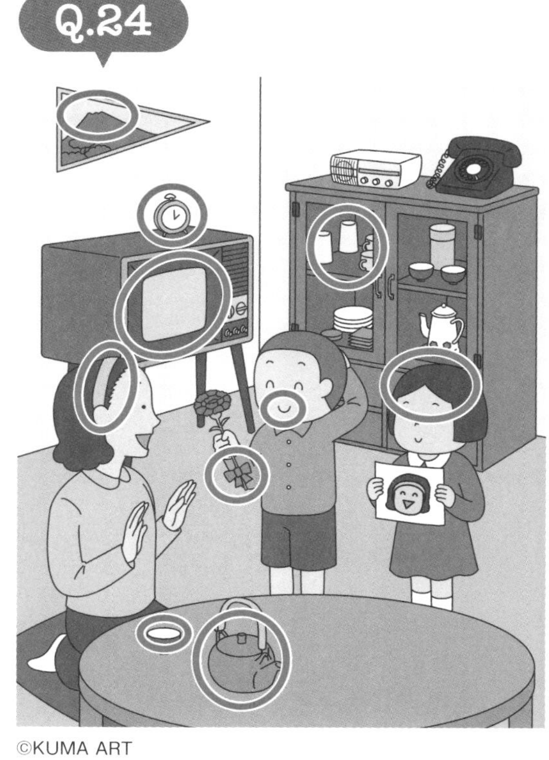

©KUMA ART

Q.25

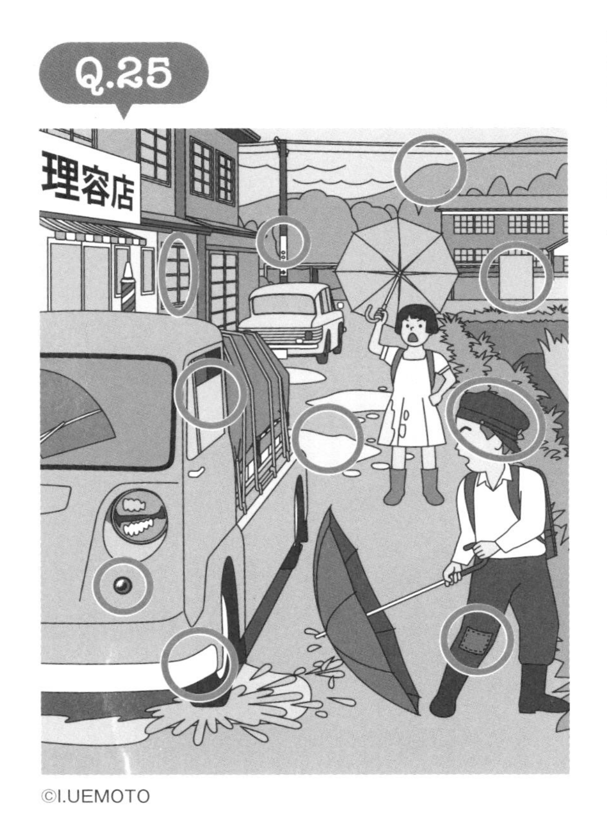

©I.UEMOTO

Q.26

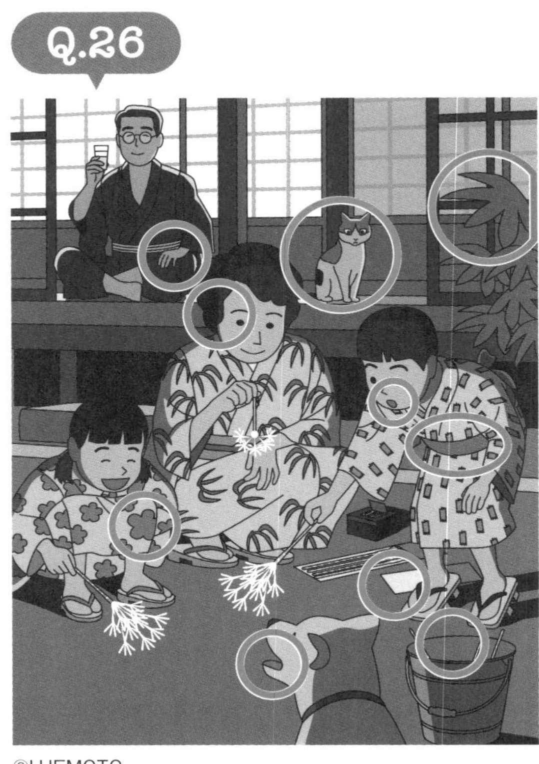

©I.UEMOTO

Q.27

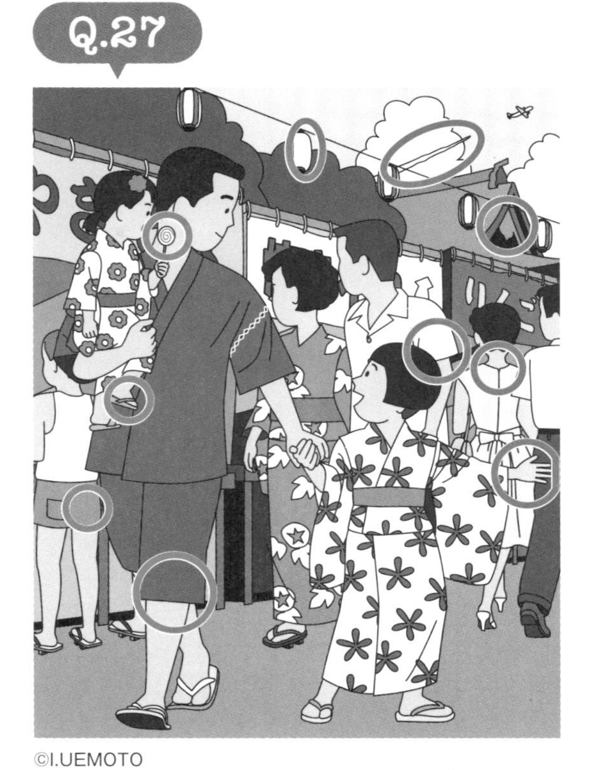

©I.UEMOTO

Q.28

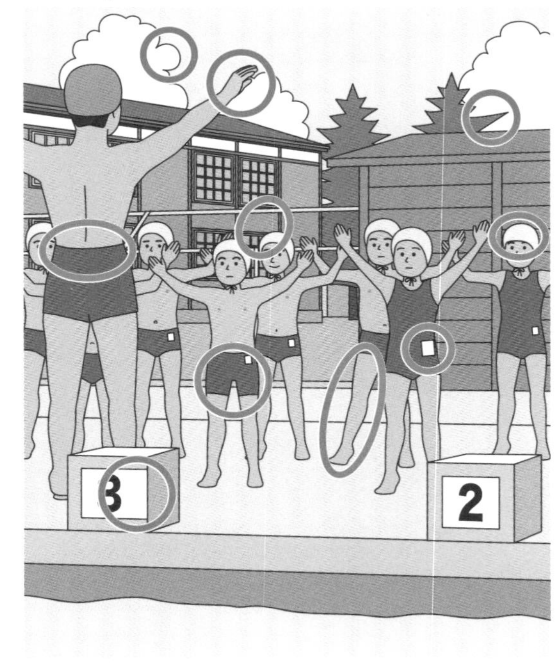

©I.UEMOTO

Q.29

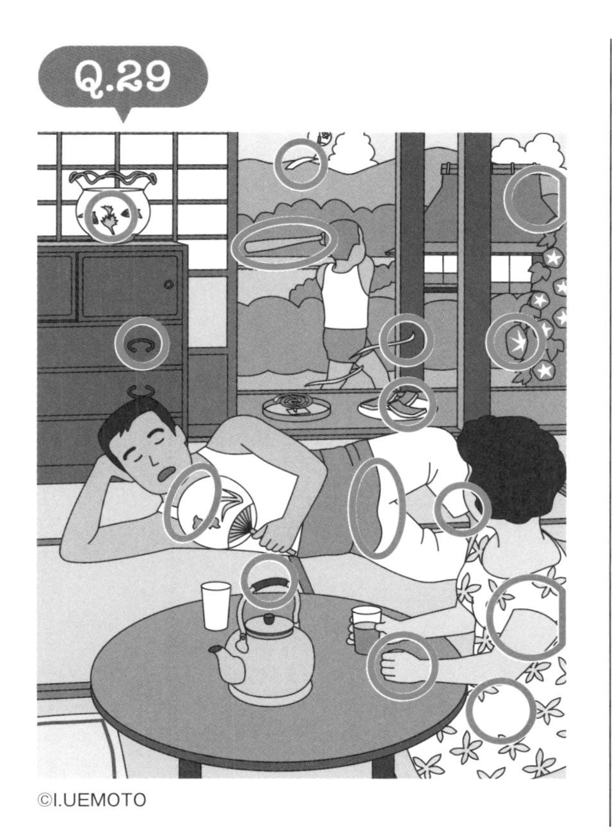

©I.UEMOTO

Q.30

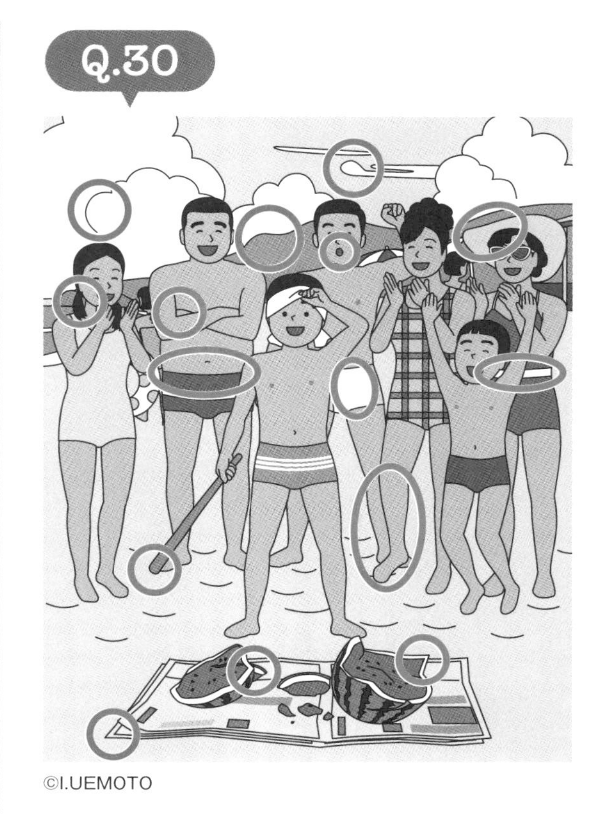

©I.UEMOTO

Q.31

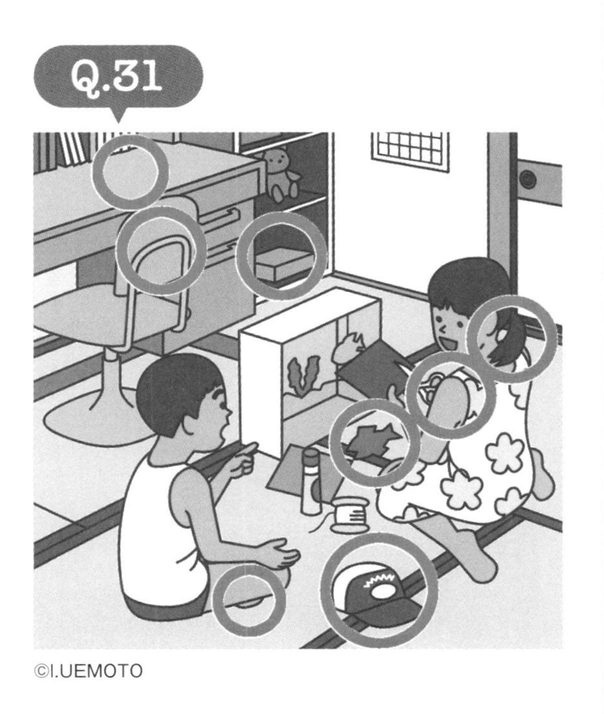

©I.UEMOTO

Q.32

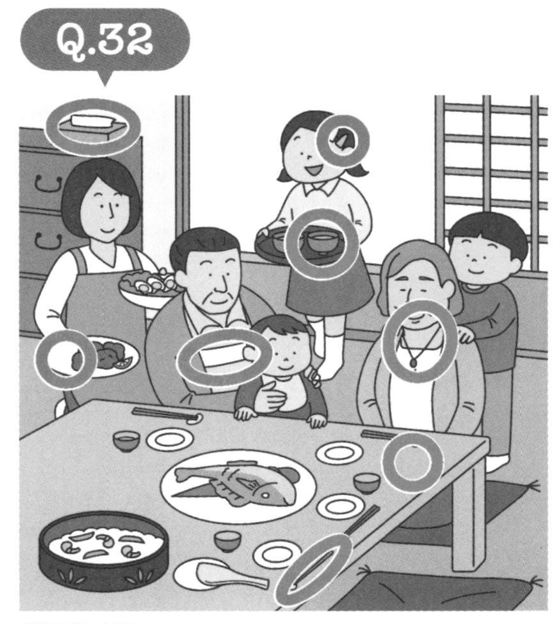

©KUMA ART

Q.33

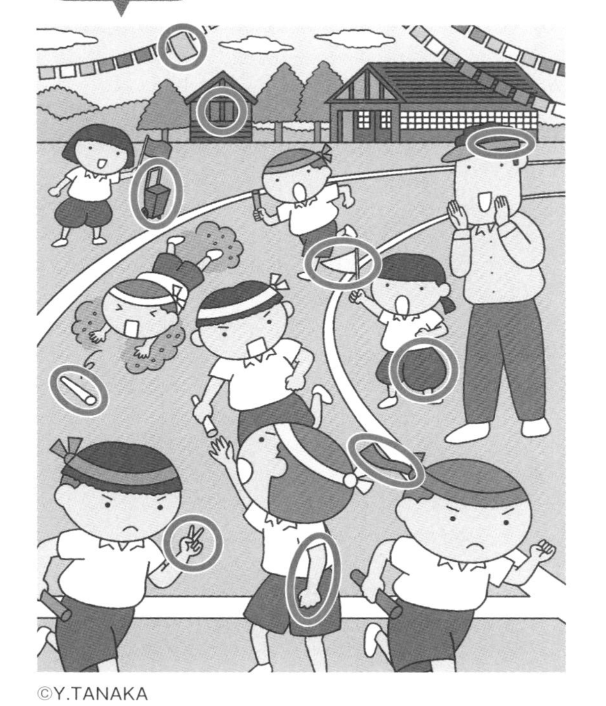

©Y.TANAKA

Q.34

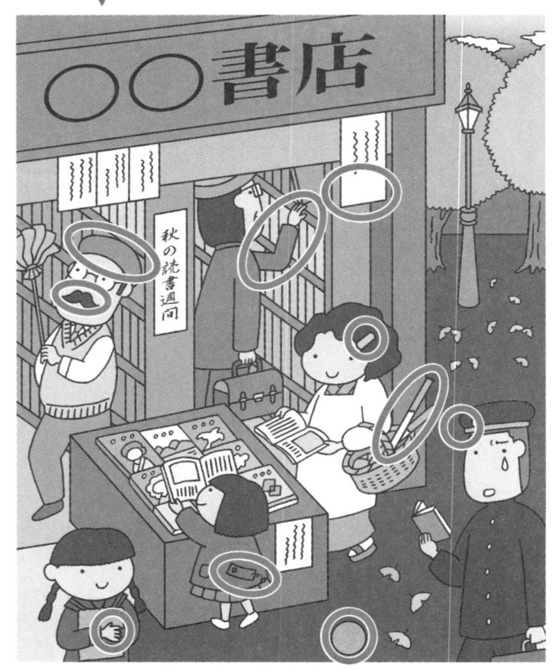

©Y.TANAKA

Q.35

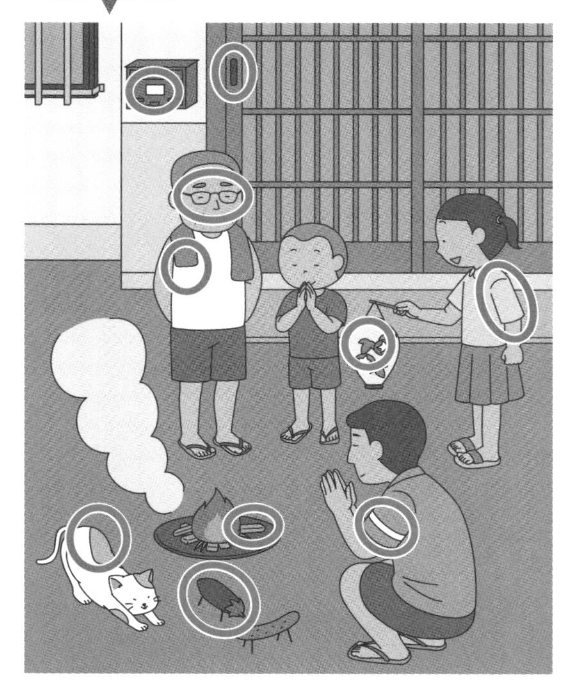

©KUMA ART

Q.36

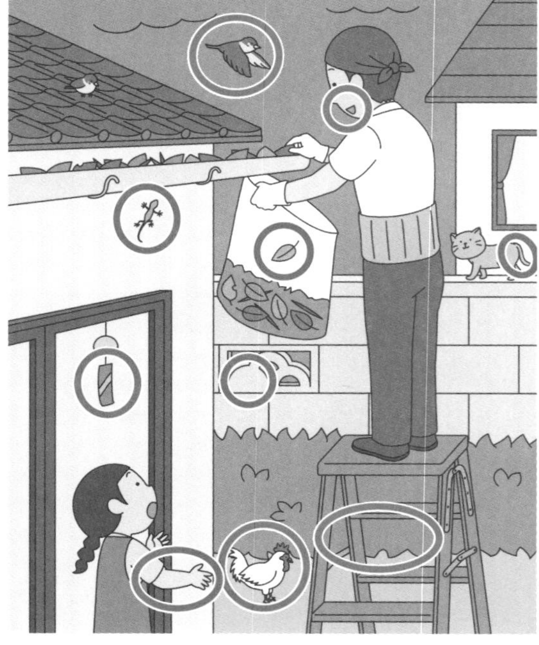

©KUMA ART

Q.37

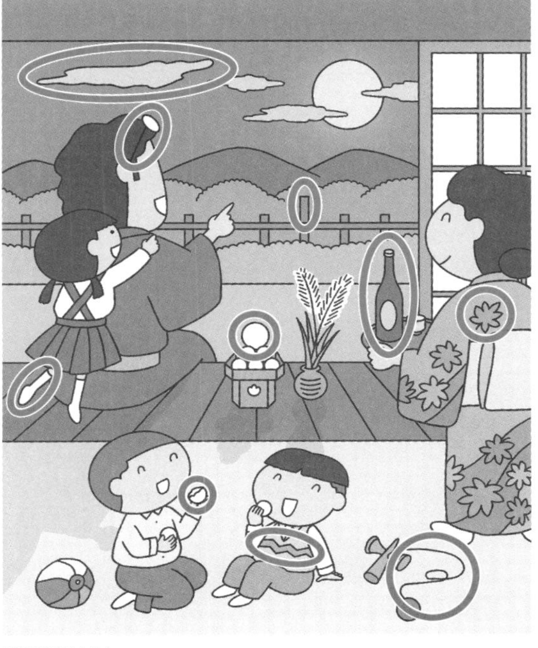

©Y.TANAKA

Q.38

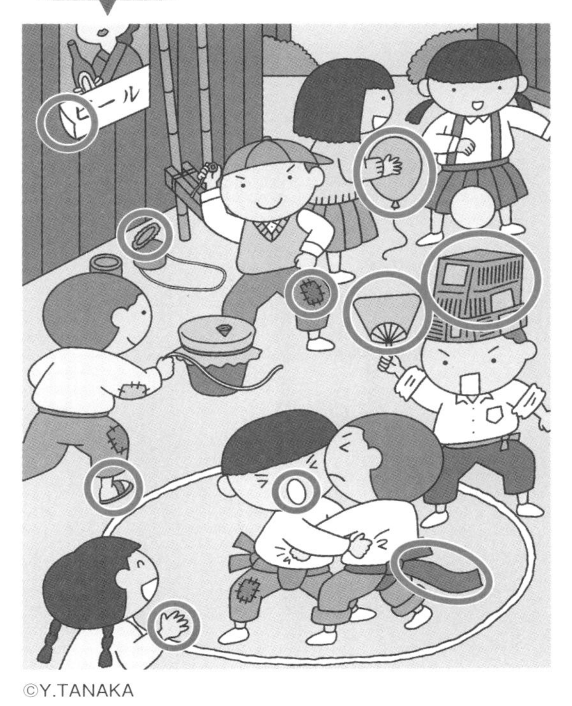

©Y.TANAKA

Q.39

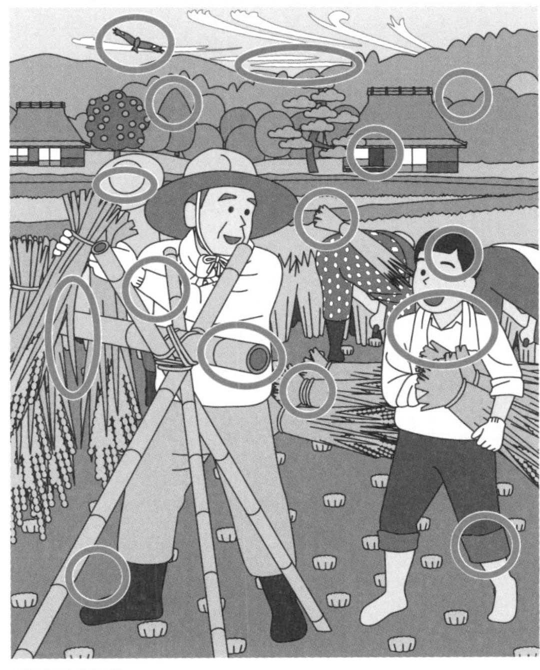

©I.UEMOTO

Q.40

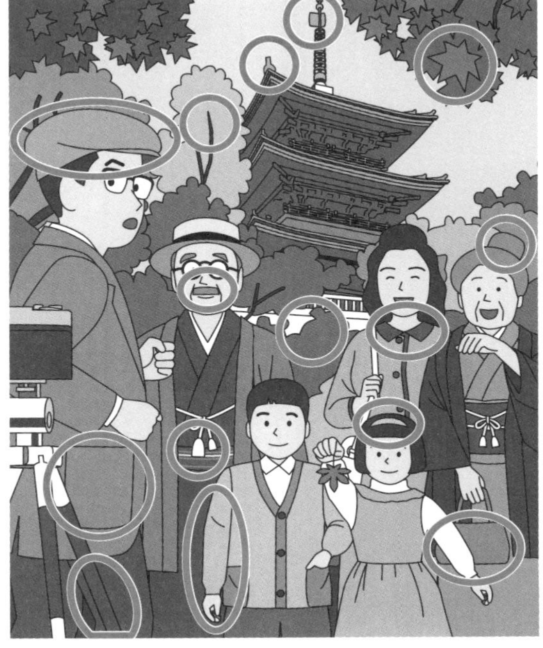

©I.UEMOTO

Q.41

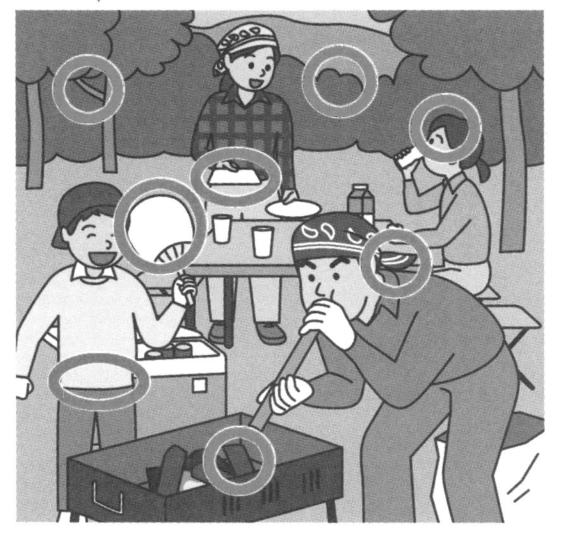

©I.UEMOTO

Q.42

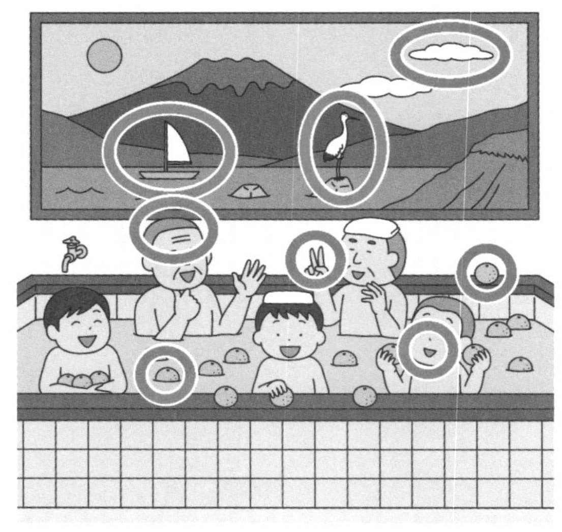

©KUMA ART

Q.43

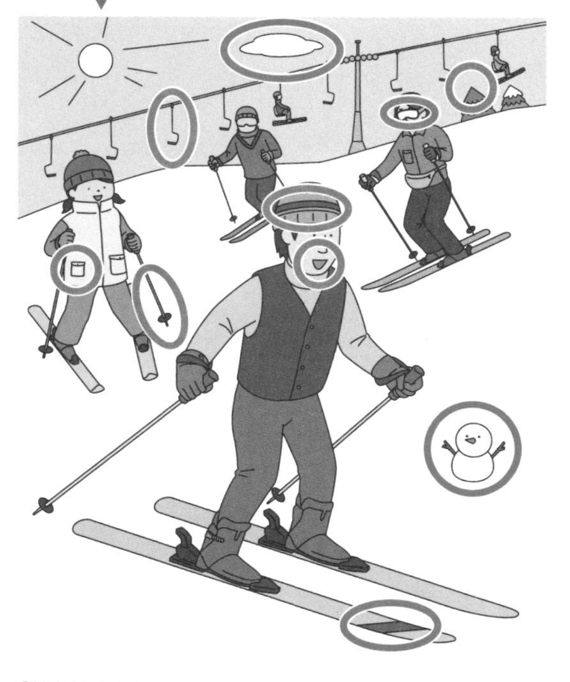

©KUMA ART

Q.44

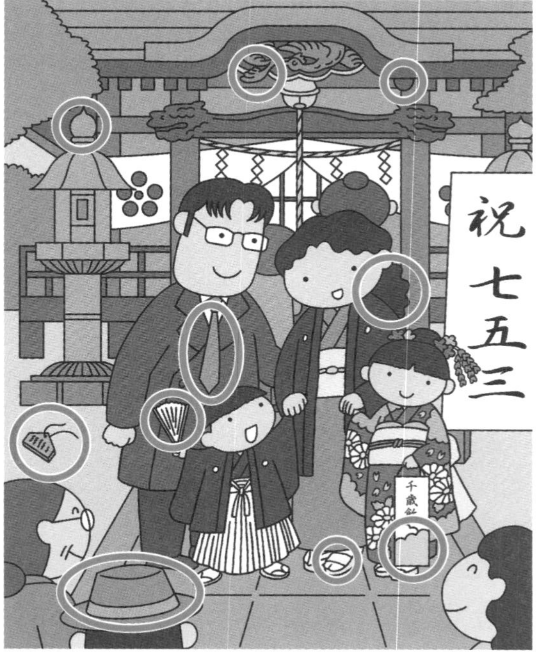

©Y.TANAKA

Q.45

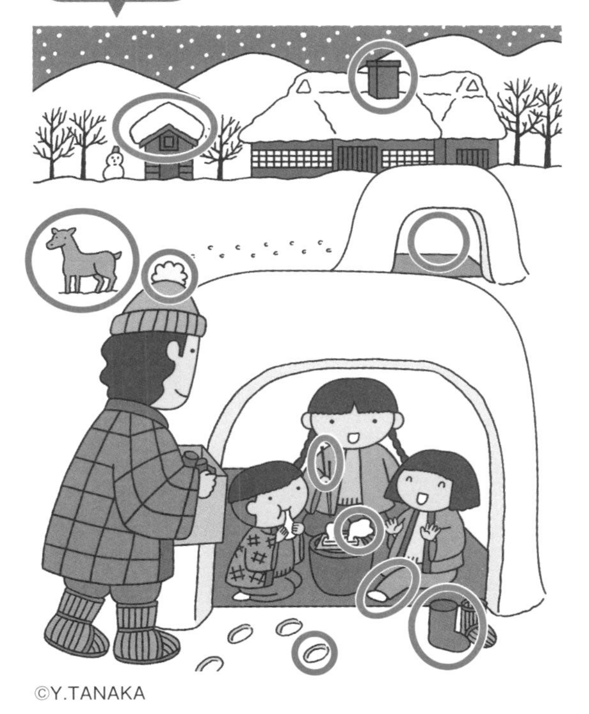

©Y.TANAKA

Q.46

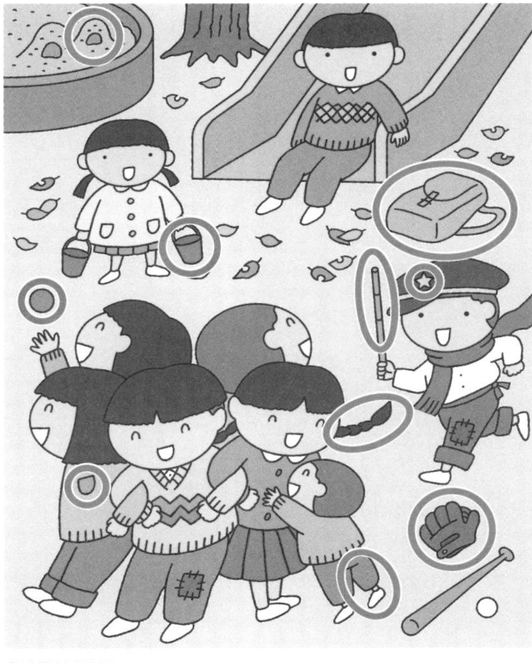

©Y.TANAKA

Q.47

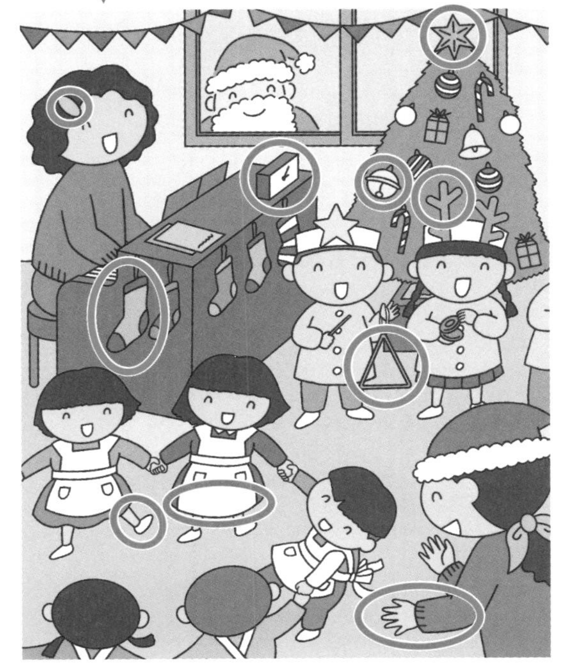

©Y.TANAKA

Q.48

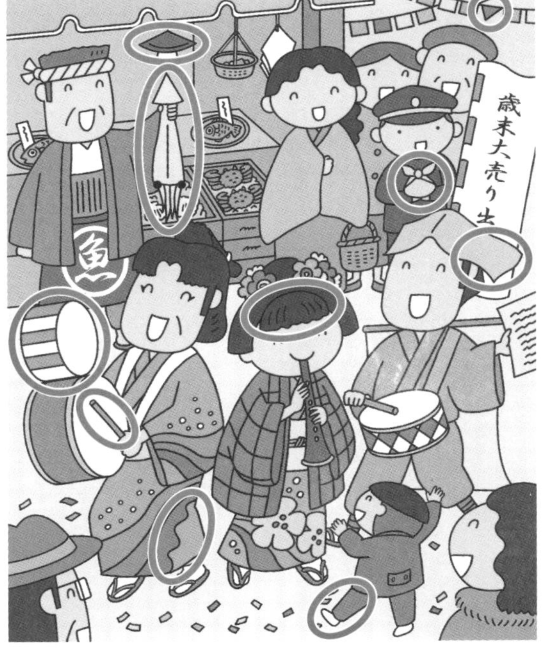

©Y.TANAKA

Q.49

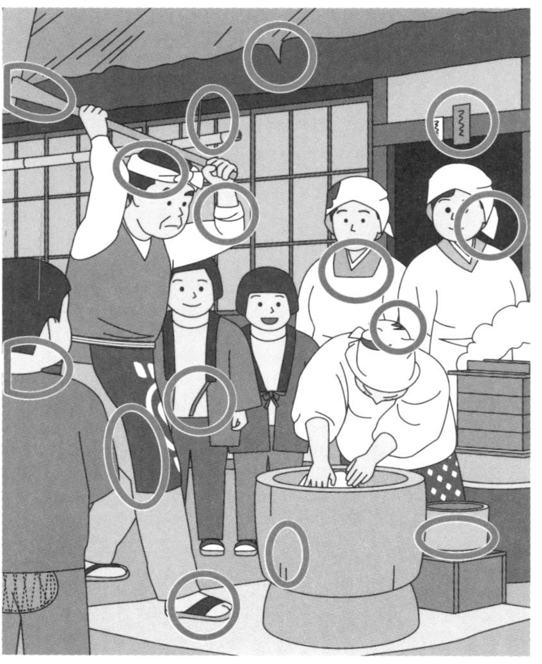

©I.UEMOTO

Q.50

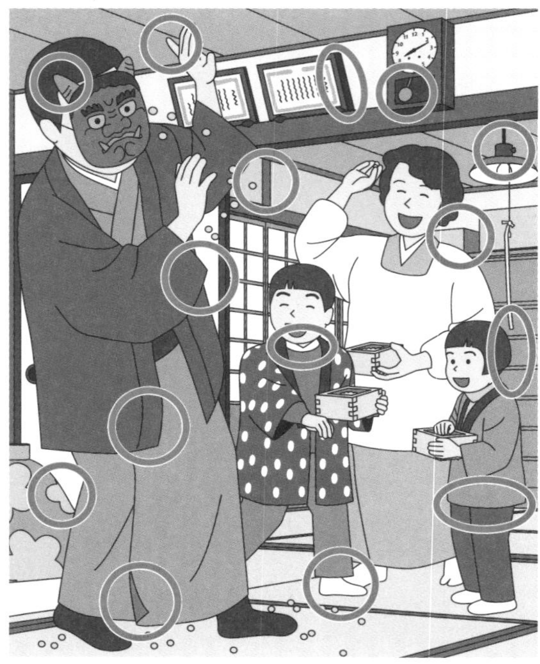

©I.UEMOTO

■イラストレーション

植本 勇（I.UEMOTO）

1959年広島県生まれ。1987年日本大学藝術学部美術学科卒業。
広告制作会社を経てフリーのイラストレーターになる。広告、雑誌、新聞などのイラストを幅広いタッチで描く。主な作品に『森のともだち』(東京電力)、「脳を鍛える間違い探し」シリーズ、「昭和レトロ間違い探し」シリーズ(いずれも宝島社)。東京新聞サンデー版に「間違い探し」を連載中。

タナカ ユリ（Y.TANAKA）

東京都生まれ。東京造形大学卒業。
デザイン制作会社を経てフリーのイラストレーターに。親しみやすく優しいイラストタッチで、広告、書籍、雑誌、新聞、web を中心に活動。主な作品に「昭和レトロ間違い探し」シリーズ（宝島社）など。

有限会社 熊アート（KUMA ART）

デザイン 門田耕侍
編集 有限会社マイストリート（高見澤秀）
DTP 株式会社プレスメディア

懐かしい歳時記で脳が若返る!
昭和の暮らしの間違い探し
（なつかしいさいじきでのうがわかがえる!
しょうわのくらしのまちがいさがし）

2023年7月28日　第1刷発行

監　　修　太城敬良
発 行 人　蓮見清一
発 行 所　株式会社 宝島社
〒102-8388 東京都千代田区一番町25番地
電話：営業 03(3234)4621
　　　編集 03(3239)0599
https://tkj.jp

印刷・製本　中央精版印刷株式会社

ISBN 978-4-299-04501-0